熱鍼療法入門

横山卓 著

たにぐち書店

はじめに

　私は現在、東洋医学をベースにした治療やセミナーを神奈川を中心に実施しています。3歳より小児リウマチを患っていたことがきっかけとなり、医療系大学で西洋医学を学びました。自分の病気を調べれば調べるほど根治は難しく、これといった特別有効な方法はありませんでした。私自身も治るとは思っていませんでした。とにかく痛みから解放されたい、薬の副作用を減らしたいと思っていました。

　丁度そのころ、中国の鍼麻酔が話題になっていたころでした。これで痛みが楽になるのならばと思い東洋医学に興味を持ち鍼灸学校に入学しました。しかし、鍼灸学校の3年生の初めぐらいまでは、気とか経絡・脈診など全く東洋医学を信じることができませんでした。そのような時期に、経絡指圧の施術により劇的な痛みの軽減を自らで体験しました。しかも痛みを取るのに、患部ではなく離れた部位に施術することにより、薬を使ってもすっきりしなかった痛みを見事取ってしまうということをその後何度も体験しました。そこで初めて私は西洋医学という色眼鏡で東洋医学を見ていたことに気がつき、東洋医学は西洋医学と全く違う原理原論があることを認識しました。その後も多くの経絡治療を学び、結局痛みの軽減だけでなく、リウマチ及びリウマチで変形した関節、肝機能障害、腎機能障害、扁桃腺肥大、痔などの多くの症状がなくなり、その他の多くの病気を完治させることができました。病気や痛み等で不安や苦痛を抱えている多くの方々にも体験していただきたいと考え、熱鍼を通して東洋医学の普及に努めております。

熱鍼療法入門は、手軽に熱鍼を利用することを目的としているため高度な診断法もなく、一般の方々でも十分に活用できる内容になっております。

東洋医学の専門家だけではなく、病気や痛み等で不安や苦痛を抱えている方々、またそのご家族、もしくは健康を保ちたい、綺麗になりたいと思われる方々がこの治療法を習得することで今後の希望に繋がってくれることを深く望んでおります。

第2章　熱鍼療法とは

第3章　症状・病気別熱鍼療法

文中人物は敬称略とします。

第1章

東洋医学を知る

❶東洋医学とは

医学は大別すると東洋医学と西洋医学に分かれます。現代は西洋医学が主流ですが、これは明治時代以降のことで、それまでは伝統医学である東洋医学が人々の健康を支えていました。東洋医学と西洋医学は発展の過程や病気の原因のとらえ方から治療法まで全く異なる医学です。

日本の東洋医学、漢方は中国の二千年以上もの歴史を持つ伝統医学を背景にして、日本で独自の発展を遂げました。古代中国に誕生した東洋医学は、物質的な世界で考えられた医学ではなく、目で見えない「気」という概念を根底に持った医学です。そのため「気」の変動（経絡）を肉体という物質に投影していると考え、その気の変動（経絡）を正すことにより、投影された肉体を正常化すると考えています。

そして、その気の変動（経絡）を大きく左右させるものが天体なのです。

◆東洋医学的に見た身体の構造

人間（地球上の生物すべて）は、太陽、地球、月の影響を受けています。言い換えればこれらの作用により人間は構成されているといえます。

地球が太陽の周りを公転することにより四季（先天の気＝四気）が起こり、この気が地球に当たり跳ね返ったものと地球自身から発する土の気をあわせた五気（後天の気）があわさり人間の身体のベースとなるのです。

地球が太陽の周りを公転し一周する1年、月が地球の周りを一周する1ヵ月、地球が一回転する1日という単位がこのベースにさらに関わり人間を構成しています。

たとえば木に年輪ができるように、人間の身体も年、月、日の影響を受け、年輪のように肉体に現れます。そしてこの情報は気の変動として経絡に現れるのです。

すなわち東洋医学的に人体を見ると、一般的に見える肉体（物質体）と一般的には見えない経絡体またはエネルギー体（想念形体）が重なり合ったものとしてとらえられます。東洋医学では、この二つを対象としています。それに対し西洋医学で対象としているのは前者である肉体だけです。

経絡体は身体の枠組みであり、それに従って肉体（物質体）が構成されます。鯛焼きにたとえるならば鯛焼きを焼く枠組みが経絡体であり、流し込む生地が肉体です。よって枠組みが歪んでいればでき上がる鯛焼きも歪んだものができます。経絡を整えるということは、この枠組みを整えるということであり二次的に肉体が整ってくるのです。

よって機能的な疾患については比較的即効的な作用がありますが、器質的な疾患は細胞の入れ替わり（物質の入れ替わり）があるので効果はゆっくりとなるのです。

また肉体と経絡体がしっかり重なっていれば非常に効率よく安定した身体となりますが、多くの方々は肉体と経絡体にズレを起こしています。そしてこのズレにも邪気（冷えによる寒邪や風による風邪、熱による熱邪など）が侵入してくるのです。

一方、西洋医学は物質を対象とし、1543年ベサリウスによる解剖学の創設、ヤンセンによる顕微鏡の発明などが契機となり、1858年ウイルヒョウの細胞病理学の提唱を容れてその姿をほとんど完全なものとした医学です。病気を臓器などの部位別にとらえます。すなわち人間は部分が集まったもの、パーツでできている、よってパーツを取り替えれば身体はよくなるということで、それはラメトリーの人間機械説などから始まっています。よって、部位を冒している細菌やウイルスを除去、消滅させ、患部の状態をよくすることに主眼を置きます。

そのため、臓器や器官などの部位にあきらかな病変がある場合だけを治療対象と考えます。しかも患者の自覚症状より、検査結果を重視する傾向にあり、あきらかな数値の異常が認められるものだけを治療対象とみなします。そのため検査数値に表れなければ、どんなに不快な自覚症状があっても、治療対象にならないか、心療内科の疾患として扱われます。

東洋医学では、どこかの臓器に病変が現れている場合はもちろん、どんな小さな自覚症状、または本人が自覚する前でも経絡の変動として感知でき治療を託すことができます。しかも、それはからだ全体のバランスの崩れの現れと考え、からだのバランスを改善することによって病気を治していきます。

その崩れがもっともはっきり現れるのが「経絡」と呼ばれるものです。「経絡」については後に詳しく述べます。

西洋医学は、病気の際、特定の部位に対して対症療法を行うのに対し、東洋医学は病人の訴えを経絡の変動としてとらえそれを整える、すなわちからだ全体のバランスを改善することによって病気を治していきます。

西洋医学の進歩はめざましく、さまざまな疾患を克服してきましたが、検査機器に頼り過ぎる、薬の副作用が出るなどの問題もあるようです。

また細菌を殺す薬を多用することにより、細菌の方が進化し、薬に対する耐性を持った耐性菌なるものも出現し、さらに強力な薬を使わなくてはならないという悪循環も起きています。最近ではどんな抗生物質にも効果がないような多剤耐性菌も誕生しているほどです。

西洋医学では、アレルギー、リウマチなど免疫性疾患や糖尿病などの代謝疾患、ウイルス性疾患、原因のよくわからない慢性病に対しては、さほど効果が上がっていません。

一方、上記のような疾患が鍼灸、漢方薬などの東洋医学の治療で改善していくことはまれではありません。

東洋医学の特質をまとめてみると、診断は病人の自覚症状を重視し、個人個人の違いを熟知し、治療はからだ全体の調和を重んじ、生薬、鍼灸、按摩、食事（薬膳）、運動法（気功）を用いて治す医学といえましょう。
本書では、だれもが簡単に使えて、施術効果が非常に高い熱鍼療法を紹介します。

❷ 基本概念――陰陽五行説

東洋医学の基本概念は陰陽論や五行説で体系づけられていて、この二つをあわせて、陰陽五行説と呼んでいます。

陰陽五行説の概要は、天地は大宇宙と小宇宙が分かれてできたもので、また天地に存在するものはすべて陰陽に分かれ、陰陽が交わって五行ができたとするものです。

陰陽論では全宇宙に存在するものを陰と陽に分けて、互いに相反する関係として表しています。宇宙ならば陽は太陽、陰は月、天地ならば陽は天、陰は地、人間ならば陽は男、陰は女、夫婦ならば陽は夫、陰は妻、１日の中では陽は昼、陰は夜、上下ならば陽は上、陰は下、明暗では陽は明、陰は暗となります。

要約すると陰は静かなもの、冷たいもの、消極的なもの、陽は活動的なもの、熱いもの、積極的なものを表します。ここで注意しなければいけないのは、陰と陽は、単に二つに分けるだけの方法ではないことです。東洋の古典では「陰は内に在りて陽の守りなり、陽は外に在りて陰の使いなり」（素問の「陰陽応象大論篇第五」より）といっています。陰は物事の根本・中心を意味し、動きは少ないが陽を支配しているという優位差が意味合いの中にあるのです。

たとえば人体の陰陽では、中身がつまっている臓は陰、中が空洞な腑は陽となります。陰である臓（たとえば肝臓）は取ってしまうと命に関わりますが、陽である腑（たとえば胆嚢）は取ってしまっても直接命に関わりません。

一方、五行説では身体の構造で述べたように、天の気である四季すなわち四気（春＝木、夏＝火、秋＝金、冬＝水）と地の気である土気を含めた五種類のエネルギーが存在し、それぞれが働きや性質を持っています。これがさらに陰陽（臓腑）に分かれてそれぞれ十二の経絡へと変化します。四季とは時間であり、めぐりです。身体もこのめぐりです。めぐりが悪いと滞りが生じ病気になります。

図1のように木の性質は、方角は東、季節は春、草木が芽を出す様子を表し、また万物が生じるときです。このときに働く臓器は肝で、これを助ける腑は胆です。また肝は深い緑色に作用し、胆は新緑の色である黄緑色に反応します。

火の性質は、方角は南、季節は夏、火が燃えている様子を表します。万物が成長するときです。このときに働く臓器は心、これを助ける腑は小腸です。また心は濃い赤色に作用し、小腸は明るい赤色に反応します。

図1　天体の図

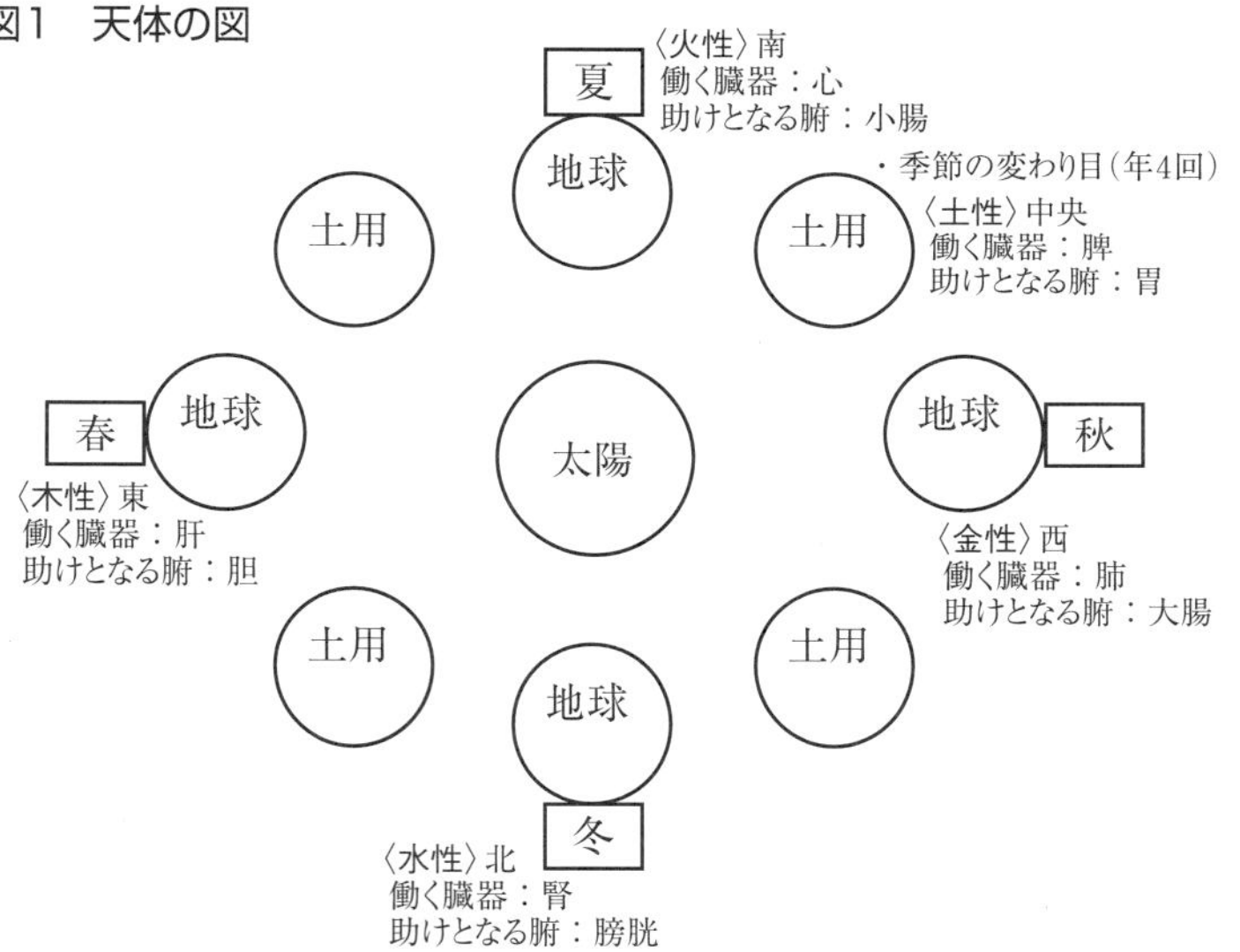

土の性質は、方角は中央、季節は季節と季節の間で季節の変わり目です。たとえば夏と秋の間は、夏の気と秋の気の力が同等になり、天の気がお互い相殺し合うため、地の気である地球自身の土の作用(土用の作用)が強く出ます。土用とは年に4回あり立春、立夏、立秋、立冬の前18日間をいいます。とくに夏の土用は作用が強く鬼門といわれ、五行では夏(＝火)の次に配当されます(図2)。

土用の作用を土気作用といい、物を腐らせ土に戻す作用または消化を意味します。

人間の身体では消化器で、働く臓器は脾、これを助ける腑は胃です。脾は黄土の色に作用し、胃は鮮やかな黄色に反応します。

さらにこれらの作用と性質を分類すると心の状態なども分析できます。脾は消化する機能を持ちますが、消化とは、物事の消化すな

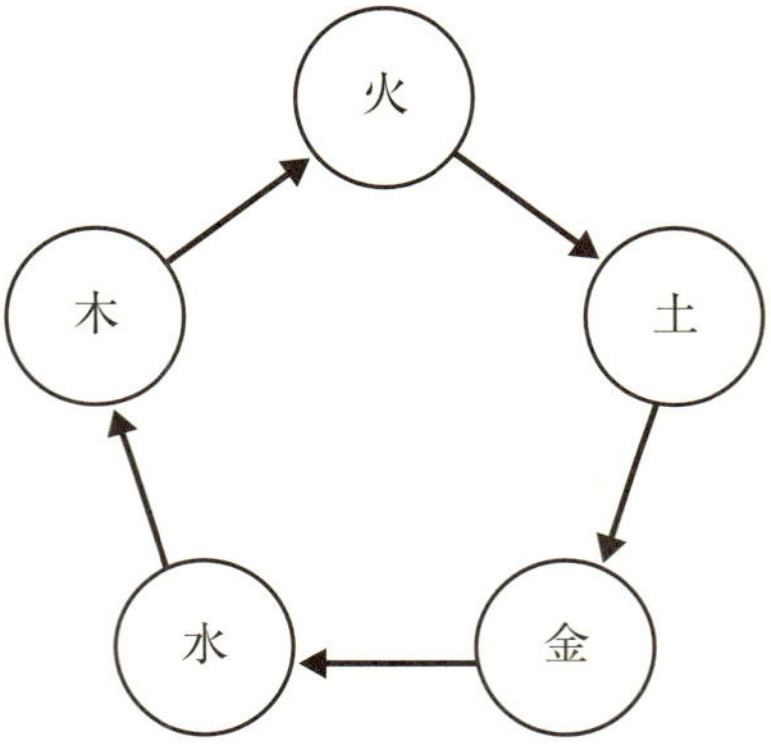

図2　五行の図

わち理解を意味します。そのため消化が悪くなるとはすなわち理解できないことで、これは不満を表します。

金の性質は、方角は西、季節は秋、堅く鋭く輝く金属のようなものを意味し、秋の豊穣や収穫を表します。このとき働く臓器は肺、これを助ける腑は大腸です。また肺は白色に作用し、大腸は白に近い灰色に反応します。

水の性質は、方角は北、季節は冬、湧き出たり、流れる水を意味し、万物を生み出す源です。このときに働く臓器は腎、これを助ける腑は膀胱です。また腎は黒色に作用し、膀胱は黒に近い灰色に反応します。

＊五行の行とはめぐりという意味で、よって五行とは五つのめぐりという意味です。

◆五臓六腑と十二経絡の作用

東洋医学と西洋医学の言葉の違いをたとえれば、肝が悪いという場合に西洋医学では肝臓自身が悪いことを意味しますが、東洋医学では肝臓自身だけでなく、肝臓の経絡やそれに支配されている器官（甲状腺やアキレス腱や目など）の機能障害も意味しています。

よって東洋医学では、一つの臓器はその臓器とその臓器が関わるグループと考えるとよいでしょう。そして、臓腑経絡にはそれぞれに持っている作用と性質があります。

◈春に肝力旺気しエネルギー（気）をためる肝臓

作用：エネルギー代謝、解毒、免疫
症状：筋肉のけいれん、疲労感、湿疹、かゆみ、化膿、アレルギー、怒り

・肝臓の働きを助ける胆嚢

作用：消化腺に関係する内分泌、外分泌の働きによる全体のエネルギーのバランスの調整
症状：神経痛、神経麻痺、感覚異常、不整脈

◈夏に心力旺気しエネルギーをためる心臓

心臓は機能的に心経と心包経に分かれます。臓器としては一つであるが機能としては二つに分かれます。

・心経

作用：外界の刺激に応じて心臓の拍出量を変化させる
症状：動悸、全身の倦怠感、息苦しい、熱中症、夏バテ、ショック症状、時差ぼけ

・**心臓の働きを助ける小腸**

作用：婦人科系、体温調節、引きつける作用

症状：静脈系のうっ血やそれによる冷え、健忘症、淋しさ

・**心包経**

作用：集中することすべてと関係します。気を集中させる、血液などを心臓に集める。五臓すべての調整と邪気の排出

症状：血圧調節（高血圧、低血圧）

・**心包の働きを助ける三焦**

作用：すべての発散、末端に散らばす、末梢循環、粘膜などの膜組織、血液が末梢にいきわたると休息がとれ眠くなる。五臓すべての調整と邪気の排出

症状：不眠、手足の冷え、焦りなど

◆秋に肺力旺気しエネルギーをためる肺臓

作用：呼吸作用、とくに吸気、身体に酸素をめぐらせる

症状：息苦しい、酸欠、炎症、憂鬱

・**肺臓の働きを助ける大腸**

作用：すべての排泄、発散、挙上作用

症状：筋肉の引きつれ、筋肉を使い過ぎたあとの張り、炭酸ガス、乳酸などの疲労物質の排泄不良、お腹の張り、便秘、下痢など、イライラ

◆冬に腎力旺気しエネルギーをためる腎臓

作用：生命力（先天の気ともいわれる）、ストレスに適応する能力
症状：気力低下、脱力感、エネルギー不足、不安

・腎臓の働きを助ける膀胱

作用：交感緊張作用、筋肉・血管収縮作用
症状：腰・足・背中のこわばり、緊張

◆土用に脾力旺気し地のエネルギーをためる脾臓

作用：消化作用（食物を消化して生体エネルギーに変換、後天の気ともいわれる）、生体防衛作用（免疫）、ホルモン分泌
症状：感染症、乳腺の腫れ、歯茎の腫れ、白内障、糖尿病、アレルギー、不満

・脾臓の働きを助ける胃

作用：拡張して受け入れる。消化作用
症状：胃のムカつきや痛み、休息できない、リラックスできない、閉鎖的な心

筆者はこれらの陰陽・五行の作用を入江式FT（フィンガーテスト）を利用することにより、整理し実用しています。陰陽・五行は単なる概念的なものではなく、実際の治療に生かされています。

筆者の診断法と治療法（出版予定）の中には、五行の色を利用した色体治療や陰陽八卦と八方角を利用した奇経八脈の治療法などがあります。

熱鍼療法はこのような理論体系と診断法により、帯状反応を割り出し生まれました。熱鍼療法では、さらにからだを縦に貫く任脈、督脈を加えた14経絡を重要な診断基準と考え、また治療対象としています。

❸ 気と経絡について

◆ 気について

一般的に東洋医学は気の医学といわれています。さて気の医学とはどんな医学なのでしょうか。わかるようなわからないような非常に曖昧な表現であるといえます。

熱鍼療法の立場では、次のように考えます。

車にはエンジンやモーターを中心とした動力システムとガソリンや電気などの燃料を中心としたエネルギーシステムがあります。これを人間に当てはめると、身体を動かす動力システムは経絡であり、これを動かすエネルギーシステムが気ということになります。

要するに経絡がわれわれの身体をつくり動かす、病理学であり生理学なのです。

あくまでも気はエネルギーシステムで、動力システムではありません。これをはっきり理解することが、東洋医学を理解する上で非常に大切なことだと考えています。

◈経絡について

熱鍼療法では次のように定義します。

経絡とは人間の身体を構成するエネルギー体である。一般的には、縦方向に流れる経脈と横に流れそれぞれを連絡する、連絡の絡に由来した絡脈を総称して経絡と呼んでいます。また経絡を調整する穴を経穴（ツボ）と呼んでいます。

身体を構成するエネルギー体である経絡はさらに体表、空間へと広がり肉体を取り巻くいわゆるオーラとして感知できます。

体表に面的に反応しているのが帯状反応であり、この反応は、体幹、四肢、頚部、頭部それぞれ14の経絡帯として割り出すことができます。さらに空間の層（オーラの層）にも玉ネギ状に１～14の層を連続的に構成しています。

この経絡帯は体の中を流れる経絡と連動しているので一般の経絡同様に利用できます。
熱鍼療法は、経絡を調整するのが目的です。
経絡の作用について整理してみると次のようになります。

1、人間は経絡でできている（経絡は肉体や精神を構成するもの）
2、経絡は生きている証
3、経絡は病気の取りつくところ
4、経絡は病気を表現（診断）できるところ
5、経絡は病気を治療できるところ

◆東洋医学でいう病気とは

病気とは経絡の滞りであり虚実（生気の虚と邪気の実の共存）として現れます。

◆経絡の異常とは

経絡の異常は虚または実として現れます。
・虚とは　エネルギーが不足して凹んだ状態。ぺこぺこになっているか、カチンと深いところで縮み硬く萎縮している状態。生気の虚ともいいます。
〈調整方法〉

補：エネルギーを補充する。
・実とは　エネルギーがたまりパンパンの状態。邪実ともいいます。
〈調整方法〉
瀉：エネルギーを瀉す（他に写す、または邪気を生気に移す）。

◆邪とは

邪とは食い違い（歪）のことです。寒邪とは冷えによってできた食い違い（歪）、熱邪とは熱によってできた食い違い（歪）と考えるとよいでしょう。

◆治療の原理

どんな病気でも（肉体の病気でも精神の病気でも）経絡の異常（虚実）として表現されます。よってこれを調整すること（経絡の虚実を補瀉すること）が病気を治療するということになります。

❹ 経絡反応帯とは

経絡の反応は点（経穴）や線（経絡）として現れるばかりではなく、体表の面に帯状にも現れます。

この理論を日本で初めに提唱したのは戦前に活躍し、民間療法に造詣の深かった医学者・平田内蔵吉です。平田内蔵吉はイギリスの生理学者・ヘッドが説いたヘッド帯などの理論と東洋医学的な考え方をあわせて、体表を帯状に分け、12経絡に相当する部位にそれぞれ当てはめる平田式12反応帯を考案しました。

筆者はそれをさらに発展させ、督脈と任脈をあわせ、14帯に分類しています。帯状反応は頭、首、胴、右腕、左腕、右足、左足にそれぞれ14帯が存在し、帯ごとに14経絡が対応しています。

経穴や経絡は正確な位置がわからないとなかなか治療効果を上げることがむずかしいのですが、帯状反応は幅がありますから、だれでも治療箇所を間違えることなく、とらえることができます。

帯状反応を利用した経絡の調整は、どの帯状部位を使用してもよいのですが、通常は足や手の経絡反応帯を使用します。理由は足や手はだれでも簡単に刺激を与えることができるからです。

本書では足の経絡反応帯を使用します。
帯状反応は1督脈帯　2肺帯　3心帯　4肝帯　5心包帯　6胆帯　7胃帯　8三焦帯　9脾帯　10腎帯　11大腸帯　12小腸帯　13膀胱帯　14任脈帯と決まっています。

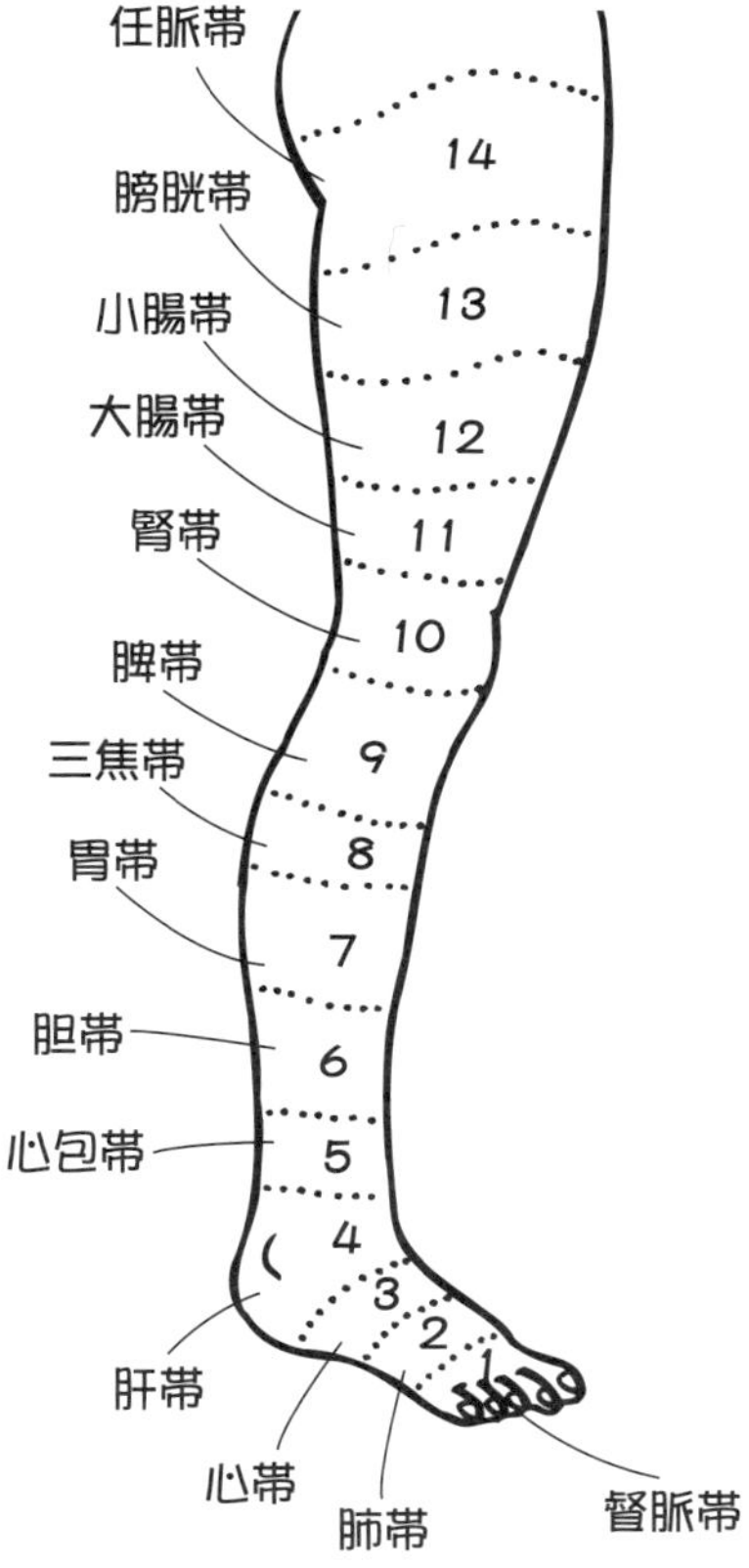

図3　足の経絡反応帯

◆熱鍼療法で使用する五行相生の法則

臓

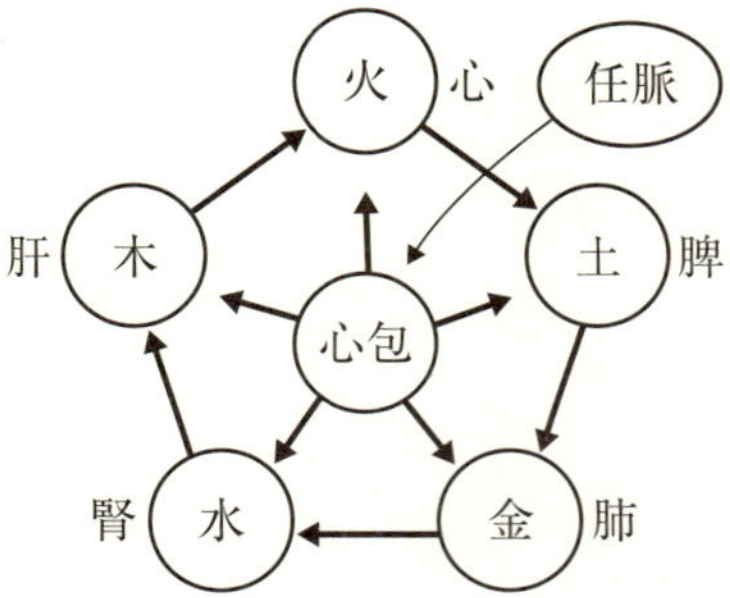

腑

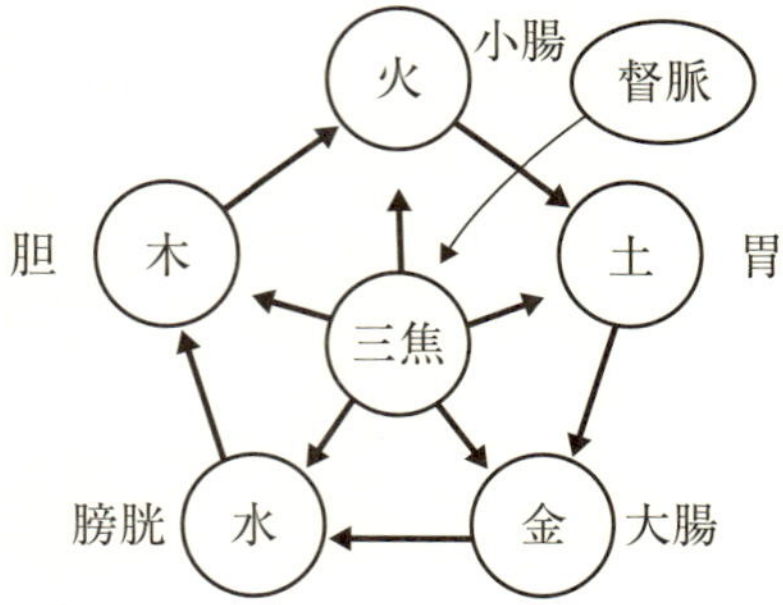

たとえば熱中症で心にトラブルが出ているとき心帯でも良いが肝帯を使うとマイルドで気持ちが良い。

これらの法則は、経絡よりも臓器をダイレクトに治療するときに有効である。

第2章

熱鍼療法とは

❶ 熱鍼療法とは

鍼灸療法が日本に伝えられたのは六世紀半ばのこと。当時は主に寺院を中心に医療が行われており、701年に出された大宝令には医師とともに鍼医の制度が設けられています。その後、鍼灸は日本の漢方の領域で中心となって治療にあたってきましたが、江戸時代にはとくに発展し、杉山和一、後藤艮山、岡本一抱など鍼灸の名医が多く誕生しました。

しかし、明治時代になって政府が西洋医学のみを正式な医学と認めたことで、漢方や鍼灸などの東洋医学は日陰においやられた形になりましたが、それでも庶民の間では根強い人気をほこり、現代まで受け継がれていることはみなさまご存知のとおりです。

鍼灸は専門医によって行われるばかりでなく、家庭でも健康管理に利用されてきました。とくにお灸は家庭でも広く行われてきましたが、お灸をするには、もぐさや簡易灸を常に用意しておかなくてはなりません。

筆者はもっと手軽で、いつでもだれでも簡単に鍼灸の効果が得られるものはないかと熟考した結果、ここに紹介する熱鍼を考案し、好評を得ています。

この熱鍼療法は、先人たちの知恵の結集ともいえます。平田内蔵吉（平田帯、平田式熱鍼療法創始者）、増永静人（経絡指圧創始者）、間中喜雄（IPコード、トポロジー鍼灸術考案者）、伊藤金逸（イトウテルミー創始者）、野口晴哉（社）整体協会創始者）、入江正（入江式FTとFTシステム創始者）などの影響を多く受けており、入江式FTを利用することにより14経絡帯や治療箇所・治療法を作成しました。

この熱鍼は東洋医学の原理・原論構築と家庭健康療法から東洋医学の認知度を上げるためにとても優れた方法です。

熱鍼は10センチたらずの細い金属の棒です。これは湯やライターで短時間温めて使用するもので、直接皮膚に刺さずとも、鍼をしたときと同じような効果が得られるものです。だれでも、どこでも使えて、安全性も抜群です。

軽く、小さい熱鍼は持ち運びも便利なので、外出時や旅行の際の体調不良改善にも役立ちます。

東北の大震災の折には、長い間電気が使えず、医療体制も整わない中での避難生活で、体調をこわす人も多くいたことでしょう。そのようなときにも、この熱鍼があれば、ライターなどで温めればすぐに使えます。

家庭でお年寄りの介護をしている方には、お年寄りのからだの不調を改善できるばかりでなく、介護者自身のからだの痛みを取るなど本人の健康管理にも役立ちます。

がんの患者さんのいる家庭では、何もできないつらさに耐えている方も多くいますが、熱鍼があれば少しでも苦痛を軽くしてあげることが可能でしょう。

地球上には医療環境が悪い地域がたくさん存在します。そのような地域でも、この熱鍼があ

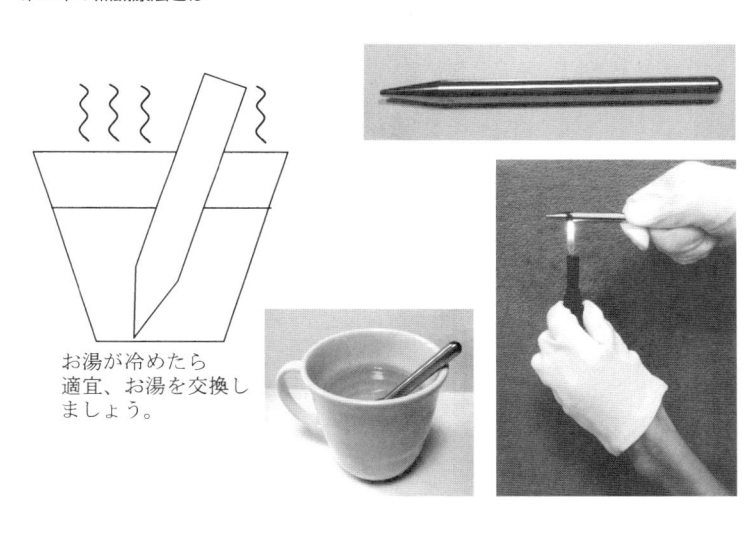

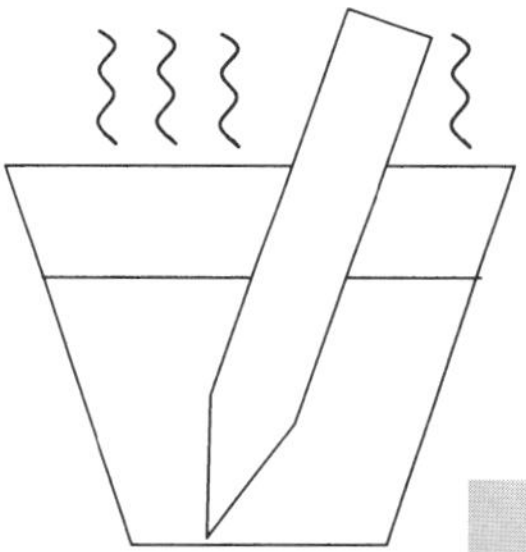

お湯が冷めたら
適宜、お湯を交換し
ましょう。

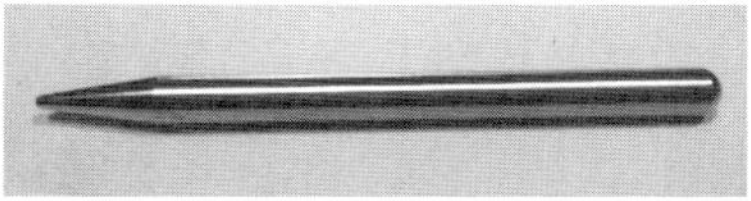

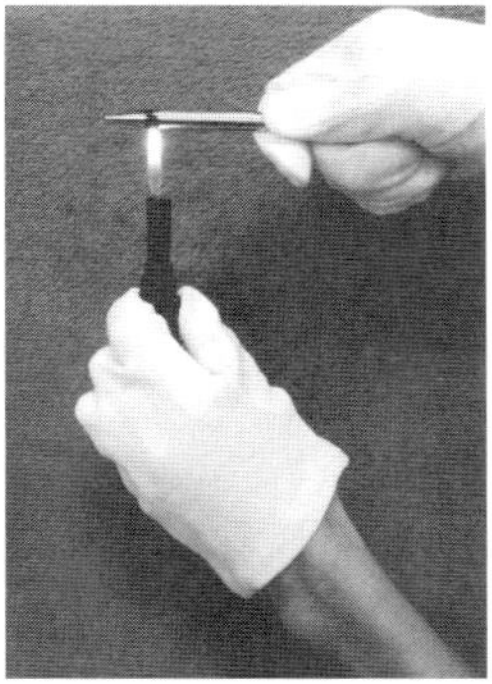

れば効果のある治療を行うことができます。

◆熱鍼を準備する

まず熱鍼を温めます。手の甲などで熱鍼の熱さを確認します。チクリとする程度の温度が適していますが、個人差がありますので、温める時間（秒数）を調整してください。熱鍼を温める方法として3つの方法があります（火傷には十分注意）。

①ライターで温める場合

熱鍼の先端から1センチほど手前を15～20秒くらい温めます。施術者の肌で熱の加減を必ず試してください。ほんのチョンと鍼先を肌に当てケシ粒ほどの白い跡がついたらそれは熱し過ぎで、チクリとする程度で跡が残らないのが適当な熱加減となります。

②お湯を使う場合

カップに湯を注ぎ、熱鍼の先端から半分くらい

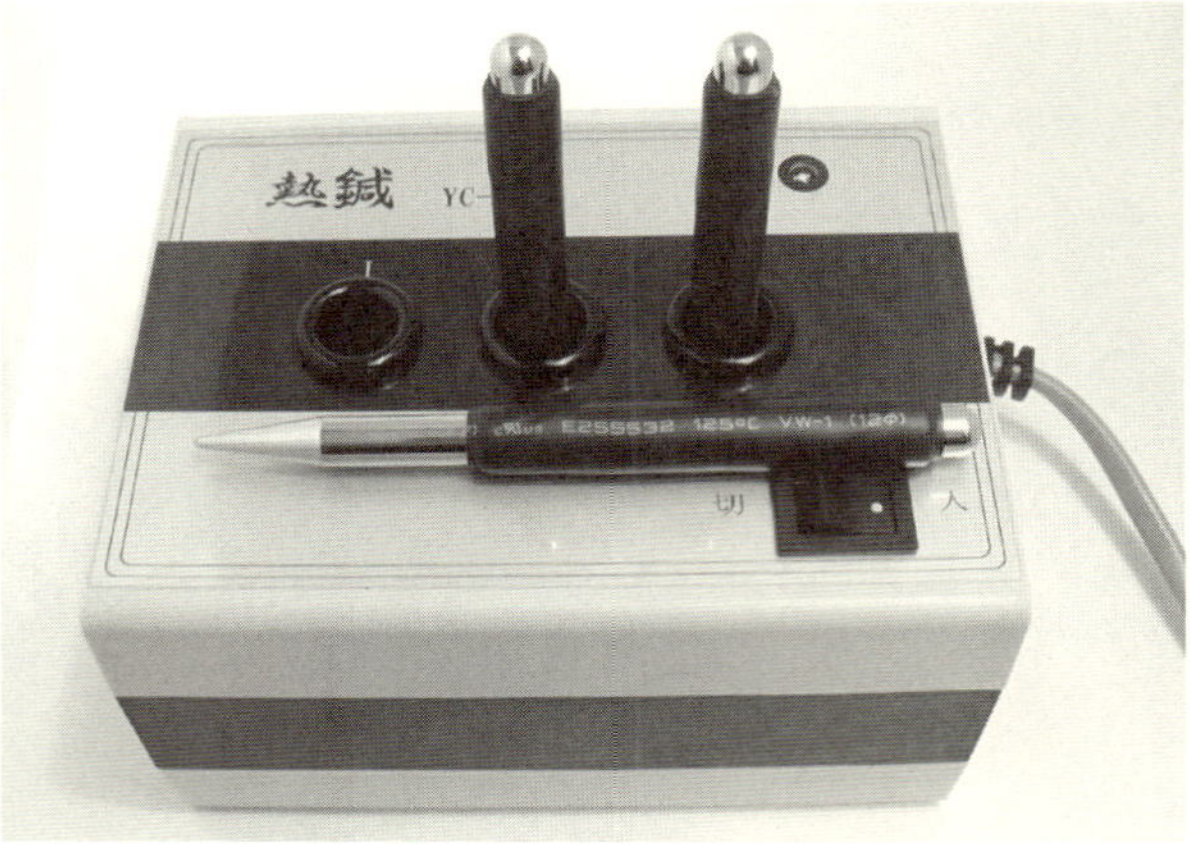

熱鍼器

を15～20秒くらい温めます。
温かさの感度には個人差がありますが、手の甲などに触れて、チクリとするくらいの温度が適温です。それによって温める時間を調節してください。

③熱鍼器を使用する場合

熱鍼専用の器具を用いて行う方法です。温度が一定なので熱鍼はこれで行うのが手軽で便利です。

なお、熱鍼がない場合には金属製のスプーンやフォークの柄、ドライバーの先などでも代用できます（針金やピンなどは危険なので使用しないでください）。

❷ 熱鍼療法の種類

１　**点状刺激（点状に刺激）**
主に関節部、筋肉の起止・停止部、患部やその周辺に行います。

２　**線状刺激（さするように刺激）**
主に筋腹や経絡上に利用します。

３　**面状刺激（面を塗りつぶすように刺激）**
主に帯状反応に利用します。ここでは線状にさすって、面をうめつくすように行います。

４　**空間的刺激（空間上もしくはオーラをなでるように刺激）**

◆帯状反応について

帯状反応は帯状に現れる経絡と同様の反応を示すものです。

経絡反応帯の中にはさらに縦や斜めに経絡の走行が見られます。この帯状反応と経絡の交差するところは、虚しているところはさらに虚し、実しているところはさらに実が強くなります。よって交差しているところを利用することにより、よりシャープな施術効果が得られます。

❸ 熱鍼療法の基本

①足の基本療法（図1）

足の内側には三つの陰経の経絡が走っています。それは腎経、脾経、肝経です（足の三陰）。

足の外側には三つの陽経の経絡が走っています。胃経、胆経、膀胱経です（足の三陽）。

まず温めた熱鍼で、足の内側の腎経、脾経、肝経を下から上に線状刺激してください。

次に同様に温めた熱鍼で、足の外側の胃経、胆経、膀胱

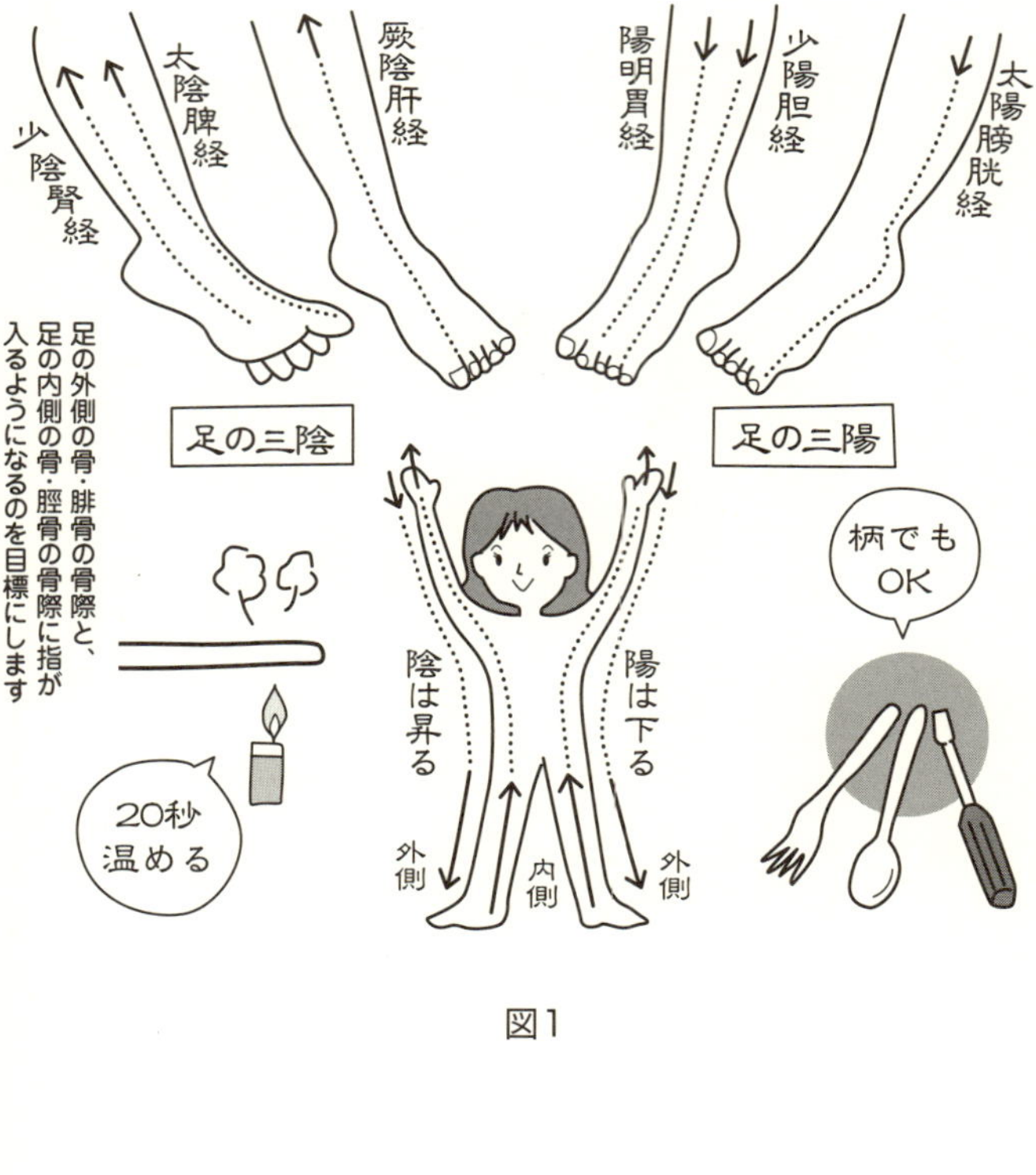

図1

経を上から下に線状刺激してください（以上、両足に行う）。

②手の基本療法（図２）

手のひら、手の甲にもそれぞれ三つの経絡があります。

手のひら側には陰経の肺経、心包経、心経があります（手の三陰）。

そして手の甲側には陽経の大腸経、三焦経、小腸経があります（手の三陽）。

まず、温めた熱鍼で手のひら側の肺経、心包経、心経を、肘の内側から手先に向かって大きく引きぬくように線状刺激してください。さらに、図３のように手のひら側の親指

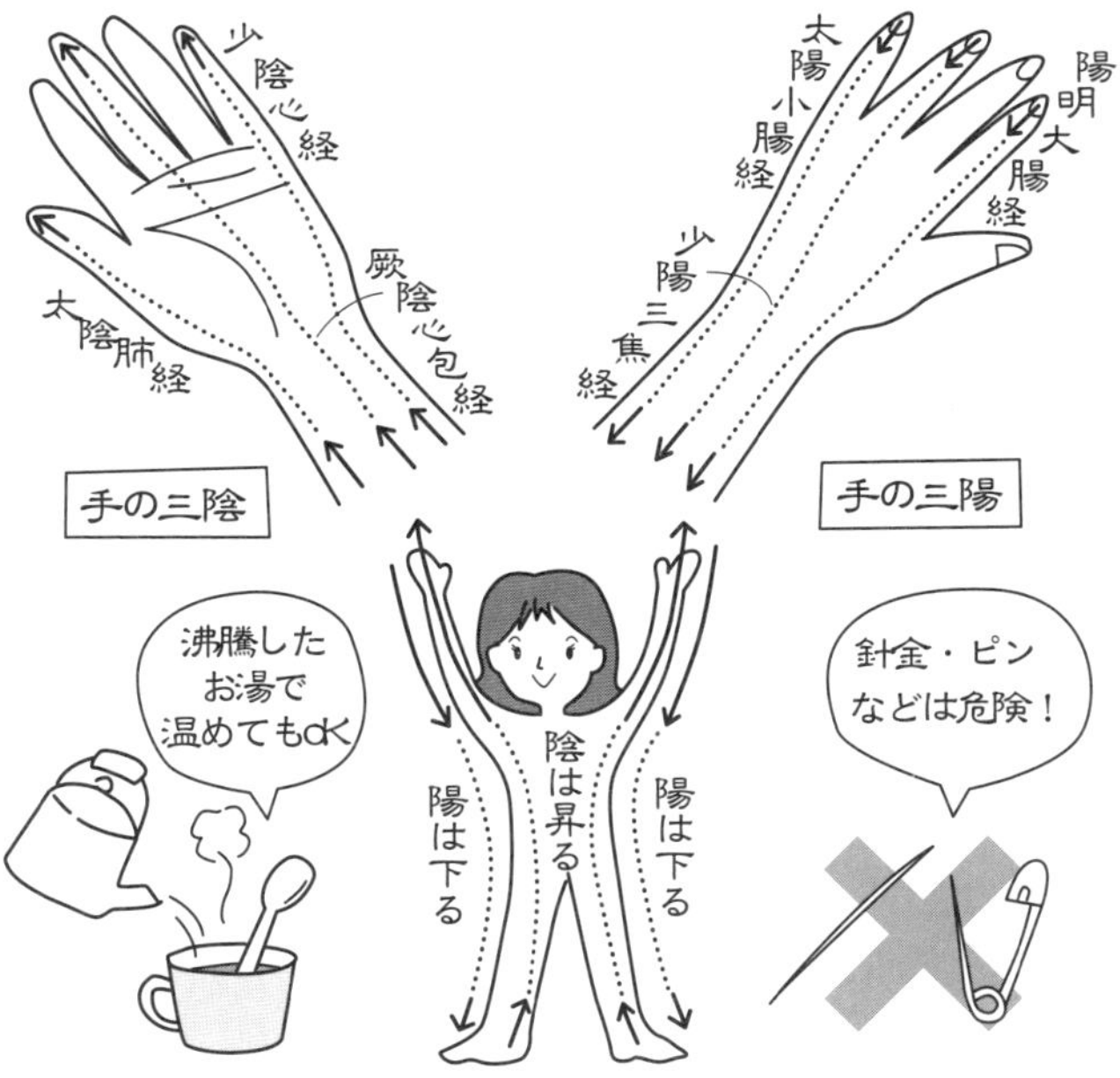

図2

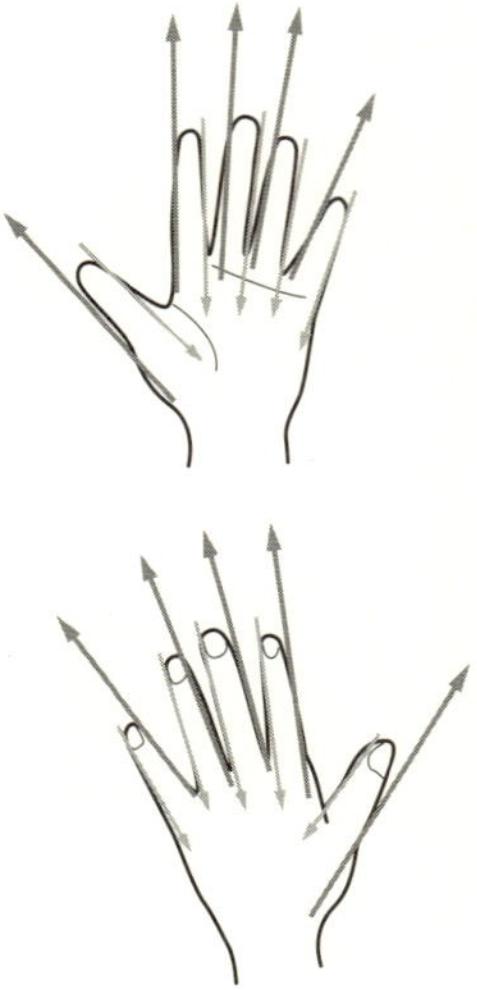

図3

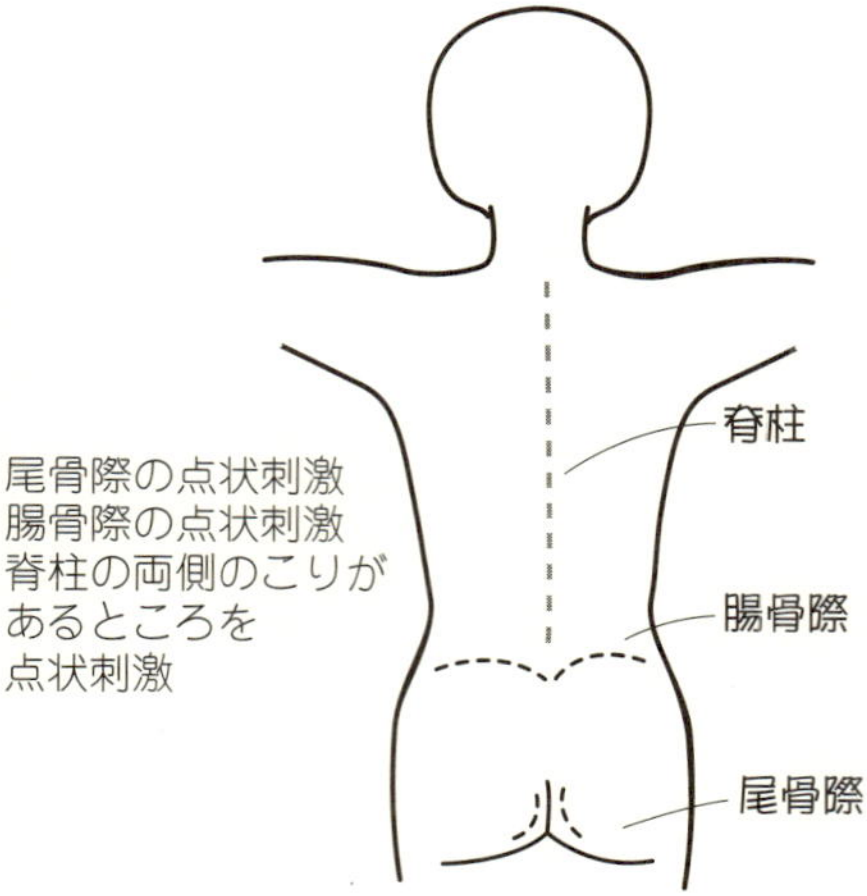

図4

の外側から矢印の順に線状刺激してください。指先方向のラインは30センチほど先の空間まで、体内の汚れを流し出すように大きく引きぬいてください。

次に、温めた熱鍼で手の甲側の大腸経、三焦経、小腸経を指先から肘に向かって線状刺激してください。さらに、図3のように手の甲側の親指の外側から矢印の順に線状刺激してください。こちらも指先方向のラインは手のひら側と同様に大きく引きぬいてください(以上、両手に行う)。

③脊柱・骨盤の基本療法(図4)

まず左右の尾骨際を点状刺激します。

次に骨盤上部の腸骨際を点状刺激します。

脊柱の両側の際をさぐり、米粒くらいのこりがあるところを点状刺激してください。

第3章

症状・病気別熱鍼療法

❶ 呼吸器の病気・症状

かぜ

どんな病気

風邪はもっともよく見られる病気で、だれでも1年に一度や二度はひきます。

東洋医学では風邪の原因を大きく二つに分けて考えています。一つは寒さなどで引き起こされる傷寒《しょうかん》と呼ばれる風邪で、多くの風邪は傷寒に属します。しかし、夏などは温《うん》病《びょう》と呼ばれる暑さが原因で起こる風邪もあります。しかし実際には季節や症状だけで鑑別するのはむずかしいようです。

一般に単純なものは順番に経脈に入ってきますが、体力が落ちていたり、不摂生をしていると、いきなり深いところに入ったり、二重、三重に風邪が入ったり、頻繁に入ります。また風邪は施術の邪魔をしたり、施術後に症状をぶり返させたりしますので、熱鍼ではすべての施術の前に風邪の処置を行っています。

施術にあたって

まず施術部位をさがします。経絡反応帯を軽く指で上から下または下から上にさすり、止まるところ、すなわち湿り気のある感じの経絡反応帯をさがします。これが熱鍼の施術部位となり同様に漢方薬の判分部位になります。

施術の実際

・温病の風邪（図1）

香蘇散《こうそさん》適用の風邪

①両足の5（心包帯）を温めた熱鍼で面状刺激してください。

参蘇飲《じんそいん》適用の風邪

②両足の9（脾帯）を温めた熱鍼で面状刺激してください。

荊芥連翹湯《けいがいれんぎょうとう》適用の風邪

③両足の4（肝帯）と6（胆帯）を温めた熱鍼で面状刺激してください。

・傷寒の風邪（図2）

桂枝湯《けいしとう》適用の風邪

①両足の8（三焦帯）を温めた熱鍼で面状刺激してください。

麻《ま》黄湯《おうとう》適用の風邪

②両足の7（胃帯）を温めた熱鍼で面状刺激してください。

調胃承気湯《ちょういじょうきとう》適用の風邪

③両足の9（脾帯）を温めた熱鍼で面状刺激してください。

温病か傷寒の区別がわからないときは両足の9、8、7、6、5、4の反応帯を温めた熱鍼で面状刺激してください。

そして、いずれも足の基本療法と手の基本療法（38〜40ページ参照）を行ってください。

〔インフルエンザ〕（図2）

竹茹温胆湯《ちくじょううんたんとう》適用のインフルエンザ

両足の4（肝帯）と6（胆帯）を温めた熱鍼で面状刺激してください。

麻黄湯適用のインフルエンザ

両足の7（胃帯）を温めた熱鍼で面状刺激してください。

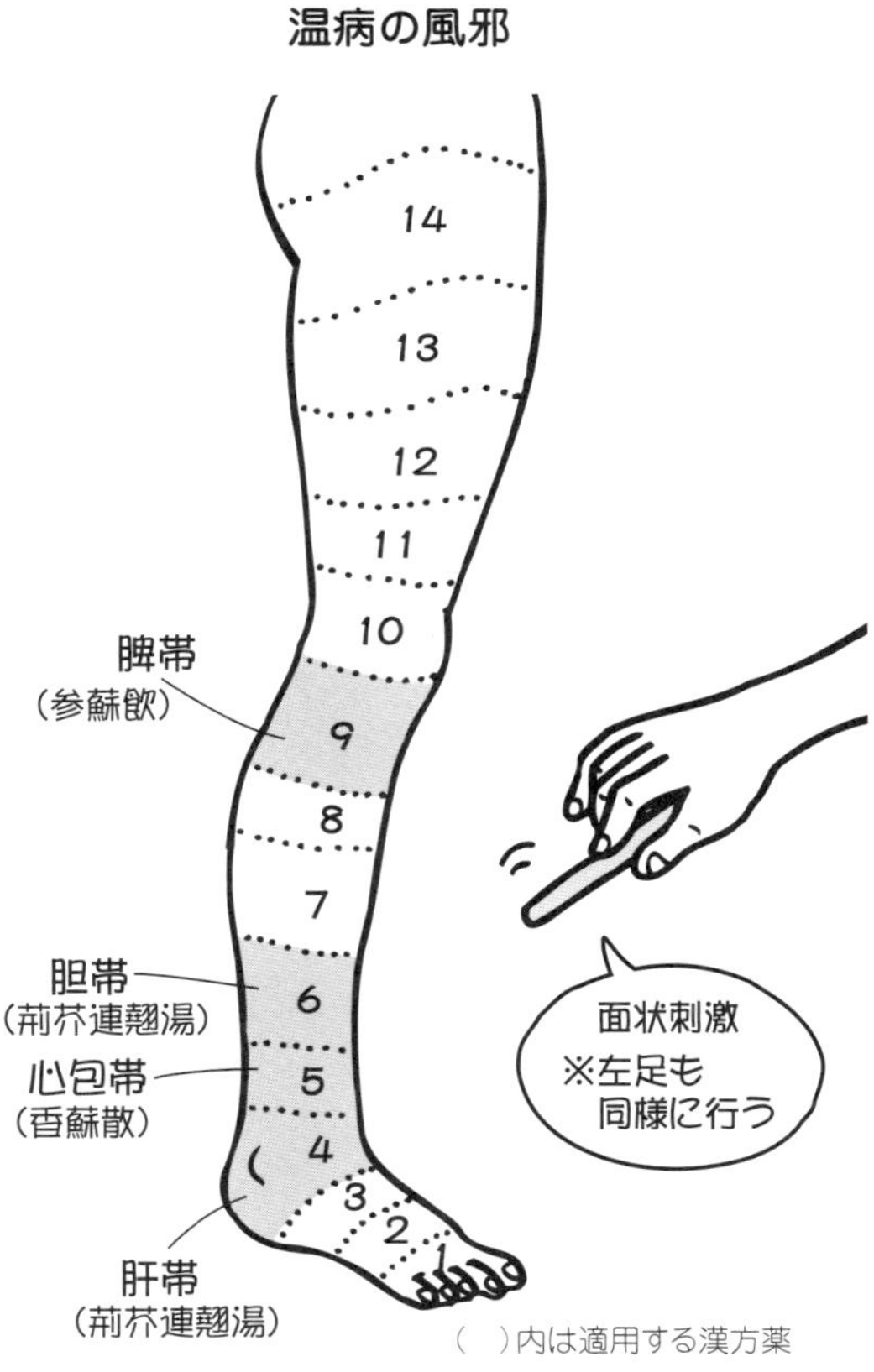

図1

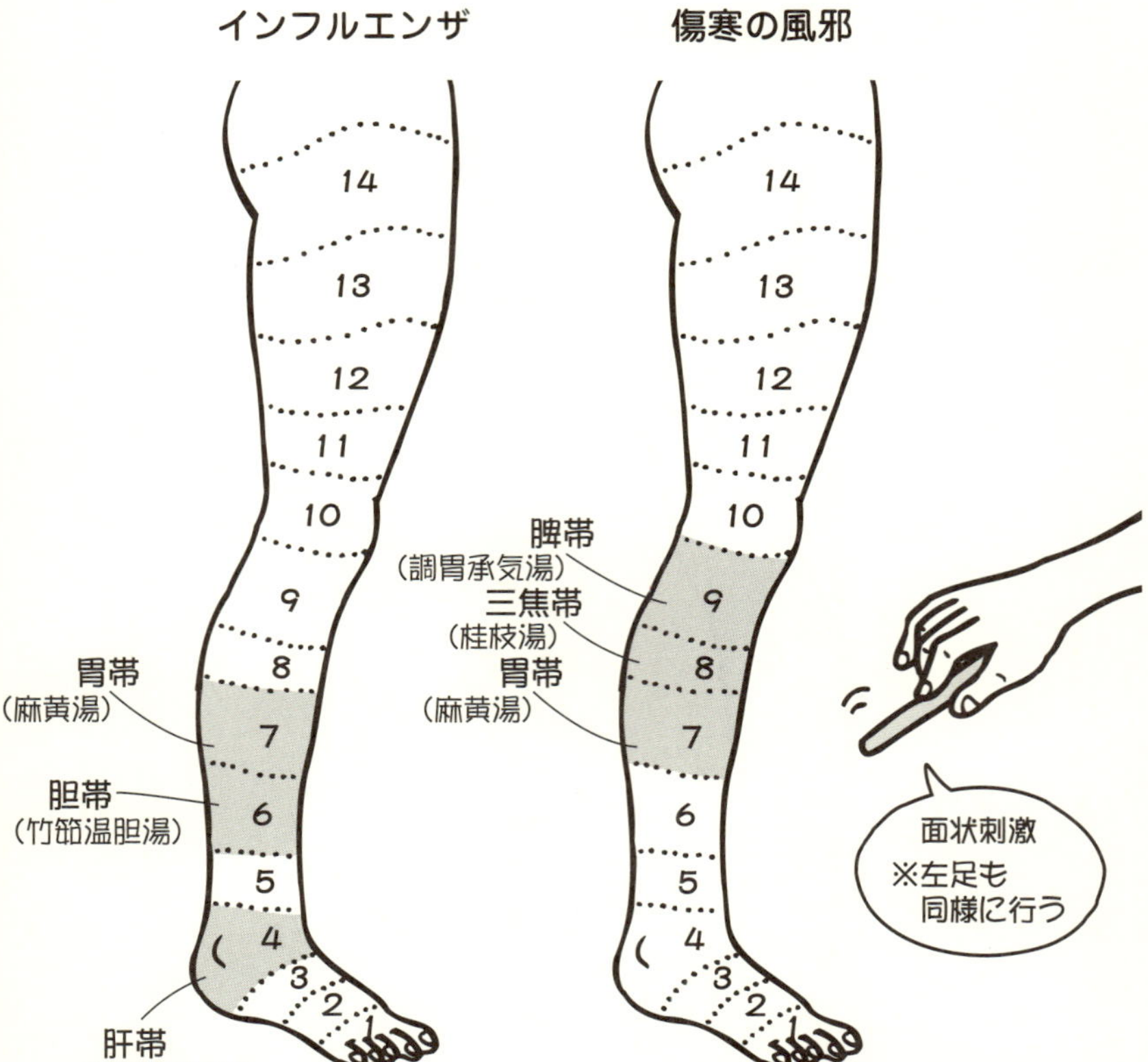
インフルエンザ
傷寒の風邪
14
13
12
11
10
9
8
7
6
5
4
3
2
1
胃帯
（麻黄湯）
胆帯
（竹筎温胆湯）
肝帯
（竹筎温胆湯）
脾帯
（調胃承気湯）
三焦帯
（桂枝湯）
胃帯
（麻黄湯）
面状刺激
※左足も
同様に行う
（　）内は適用する漢方薬

図2

ぜんそく

どんな病気

五行論では季節と五臓は深い関係を持っています。五行論によれば、秋は肺と非常に関係が深いとされていて、ぜんそくや風邪などは秋に悪化しやすい疾患なのです。

夏は気温が高いので、表皮は開き、皮膚呼吸や汗などの水分代謝がさかんです。そのため、ぜんそくや鼻炎のある人でも、鼻や気管支などの粘膜にかかる負担が少なくてすんでいます。

しかし、秋になって涼しくなると、表皮が閉じ、皮膚呼吸や汗の分泌が少なくなって、鼻や気管支にかかる負担が増加するようになります。

その上、秋の涼しい風は鼻や気管支の粘膜を刺激して、もともとぜんそく体質の人は症状を悪化させやすくなります。

ぜんそくの発作はヒューヒューゼーゼーといった喘鳴を伴う呼吸困難が突然起き、数時間続くもので、ぜんそく患者はこのような発作を年に数回起こします。アレルギー性疾患と考えられていますが、くわしいことはまだわかっていません。

ひどい発作の際は、窒息状態に陥り、命にも関わることもあるため、すぐに専門医の受診が必要です。

施術にあたって

ぜんそくの発作は風邪が引き金となることが多いので、まず風邪の施術を行います。ふだんから風邪の管理をよくしておくと、発作を起こしにくくなります。

施術の実際（図3、4）

①前項の風邪の治療を行う（43ページ参照）。
温病か傷寒の区別がわからないときは、両足の9（脾帯）、8（三焦帯）、7（胃帯）、6（胆帯）、5（心包帯）、4（肝帯）の反応帯を温めた熱鍼で面状刺激してください。
②次に胸骨の脇（胸肋関節部）と鎖骨上部を温めた熱鍼でチョンチョンと点状刺激していきます。
③さらに、鎖骨下部から肩の烏口突起を通り、脇胸部、肋骨下部を点状刺激していきます。
④足の基本療法と手の基本療法（38〜40ページ参照）を行ってください。

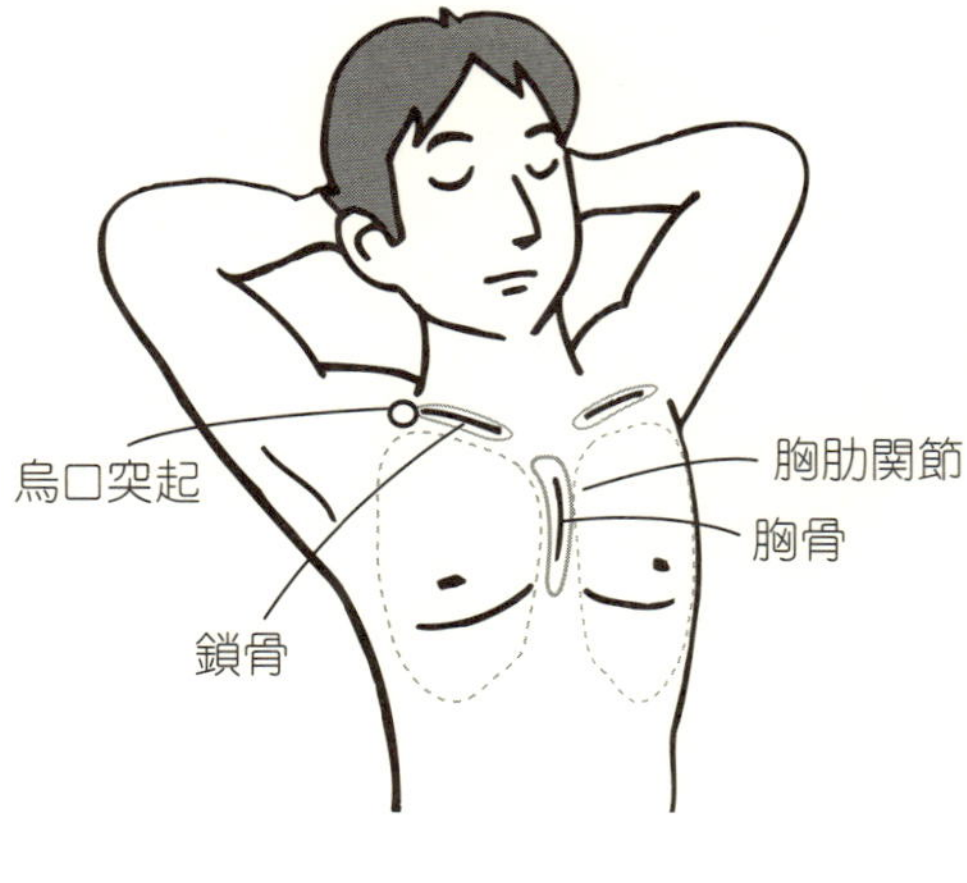

図3

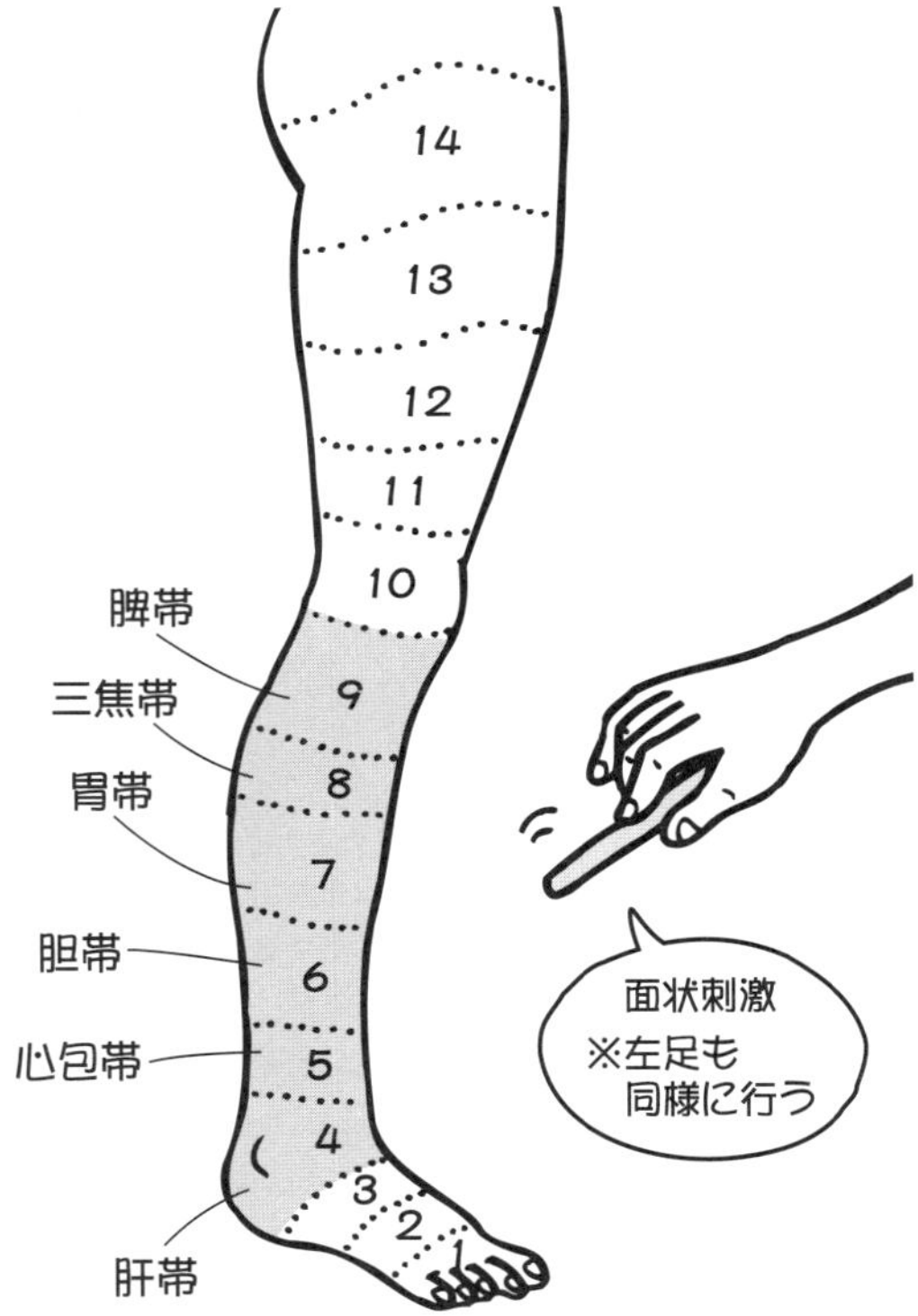
14
13
12
11
10
脾帯
9
三焦帯
8
胃帯
7
胆帯
6
心包帯
5
4
3
2
1
肝帯
面状刺激
※左足も
同様に行う

図4

❷ 循環器の病気・症状

狭心症

どんな病気

発作的に胸の痛みを起こす病気です。胸の痛みは強く、胸を締め付けられるような、押さえ付けられるような、ときには焼け付くような感じがあります。発作の持続時間はふつうは比較的短く、数十秒か数分程度です。胸の痛みが長時間続くようなら心筋梗塞が疑われます。

原因は心臓の周りの血管が狭くなっているためで、そのために心臓に十分な血液を送り込めないときに起こります。多くは激しい運動をしたときなど、心臓が多くの血液を必要とするとき、重いものを持って歩く、坂道や階段を上る、急いで歩くときなどに突然、胸痛におそわれ、安静にしてしばらく休むと鎮まります。

血管内が狭くなる原因は高脂血症、高血圧、糖尿病などが引き起こす動脈硬化です。

動脈硬化が進行すると、軽い運動や安静時にも起こるようになります。

狭心症は冬の寒い時期に起こしやすいものです。とくに寒い日の午前中はからだは自らに活力を与えようとするため、血圧が高くなりやすく、心臓に負担がかかって狭心症の発作が起こりやすくなるからです。

予防にはウォーキングや水泳、エスカレーターなどを使わずに階段を上るなどの有酸素運動が有効です。

冬の入浴は要注意です。寒い脱衣場や浴室は血圧を上昇させ、そのまま熱い浴槽に入ると、血圧の急激な変動が起こり、心臓に負担となって、発作を起こしやすくなります。冬の入浴に際しては脱衣場や浴室をよく温めておくようにしましょう。

施術にあたって

心臓の冠状動脈や心臓の筋肉系は基本的には肝経が支配しています。そのため、肝経の刺激を中心に、さらに肘の心経の刺激を行います。

施術の実際（図5、6）

①両足の4（肝帯）、9（脾帯）、3（心帯）を温めた熱鍼で面状刺激します。

②両腕の肘関節、とくに左肘関節の尺側頭の周りを温めた熱鍼でまるく渦巻き状に点状刺激します。

③足の基本療法と手の基本療法（38～40ページ参照）を行ってください。

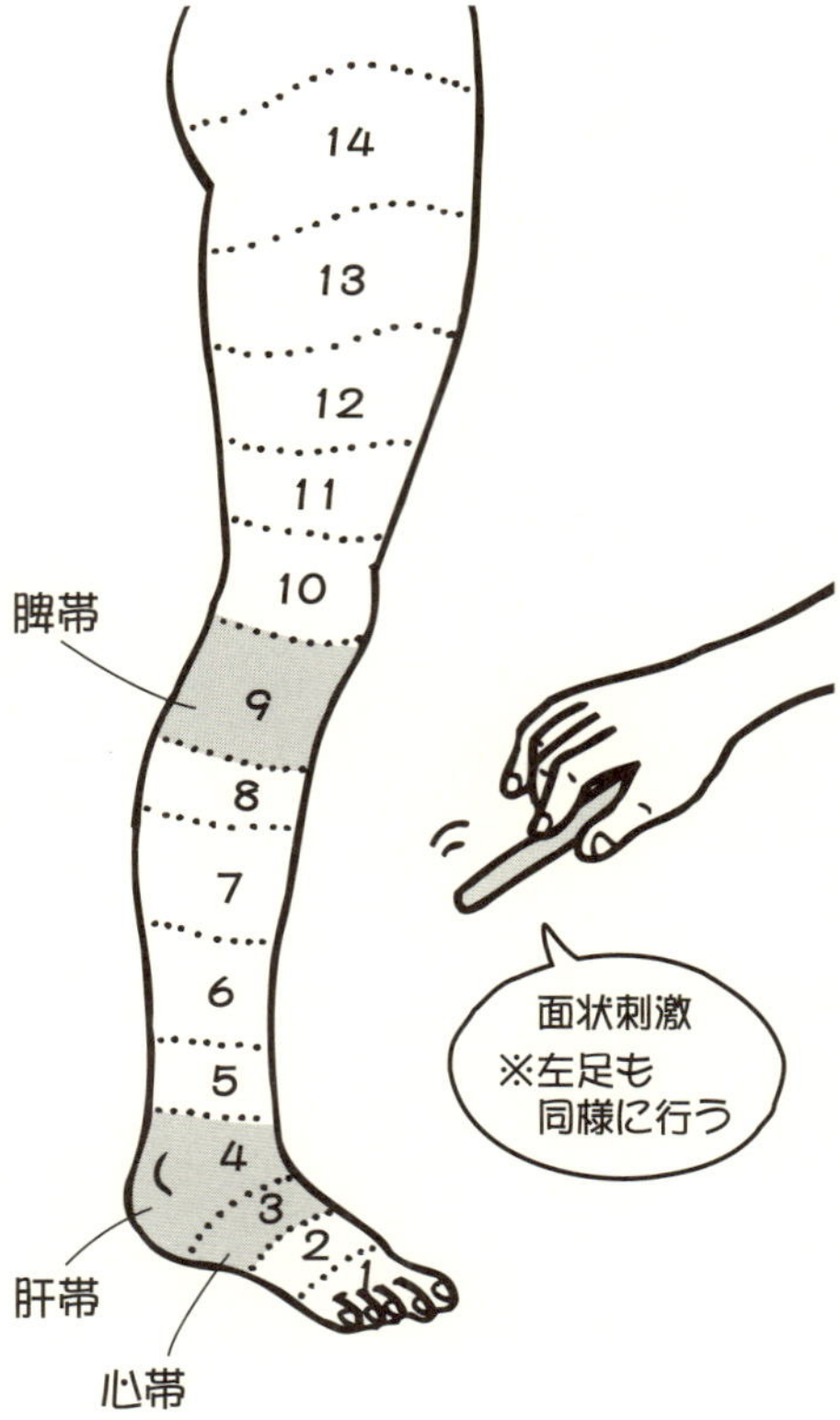
14
13
12
11
10
脾帯
9
8
7
6
5
4
3
2
1
肝帯
心帯
面状刺激
※左足も
同様に行う

図5

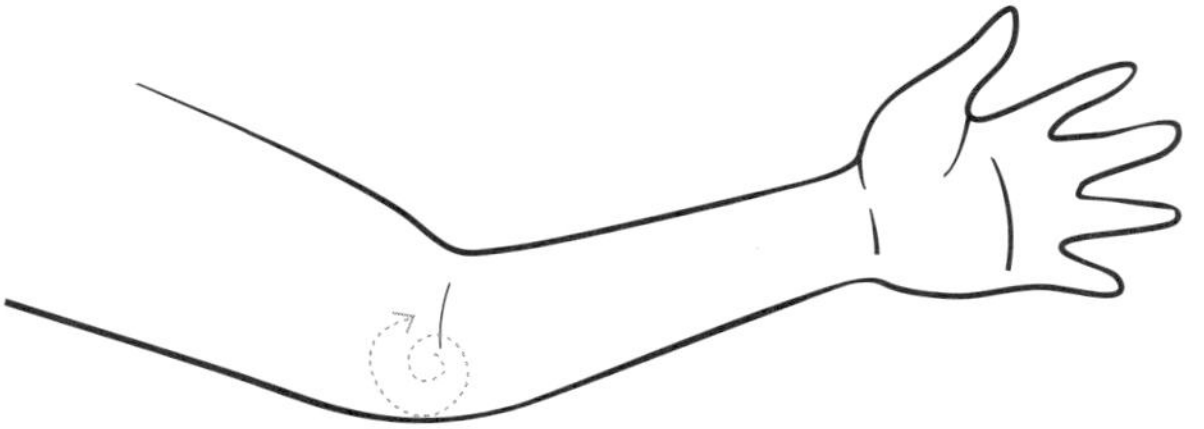

両腕の肘関節、とくに左肘関節の尺側頭の
周りをまるく渦巻き状に点状刺激をする

図6

動悸・息切れ・不整脈

どんな病気

激しい運動をしたわけではないのに、動悸や息切れを感じることがあります。多くは脈拍や血圧を調節している自律神経がストレスや精神不安で乱れることが原因で、女性ではホルモンバランスの崩れ、肥満なども影響します。

こうした症状が起こったら、深呼吸して気持ちを落ち着かせましょう。こうすると、比較的早く治まります。さらにストレスや疲れをためないようにして、日頃は趣味、運動などで気分転換をはかり、睡眠を十分にとりましょう。

ただし、脈が速くなったり、遅くなったりする脈拍の乱れがあり、同時にめまい、胸部の不快感、だるさなどがある場合には不整脈が原因のことが多く見られます。そのほか、狭心症や神経症でも、同様の症状が起こることがあります。

不整脈は心臓の拍動のリズムが乱れた状態のことです。心臓は1日に10万回くらい収縮を繰り返しているため、多少の乱れがあるのは問題ありません。しかし、しょっちゅう不整脈を起こしたり、拍動が異常に速くなり過ぎたり、遅くなり過ぎる場合には治療が必要です。

不整脈で多く見られるのは心臓に異常がないのに自律神経の乱れで起こるもので、ほとんどは精神的なストレスが原因です。そのほか加齢、睡眠不足、疲労、タバコ、酒なども不整脈を起こす誘因になりますので気をつけましょう。

施術にあたって

動悸・息切れ・不整脈は心臓の刺激伝達系に問題がある場合が多いのですが、刺激伝達系は胆経が支配しています。そのため、胆経と心経の刺激を中心に行います。

施術の実際（図7、8）

①両足の6（胆帯）を温めた熱鍼で面状刺激してください。

②両足の2（肺帯）、3（心帯）を温めた熱鍼で面状刺激してください。

③両腕の肘関節、とくに左肘関節の尺側頭の

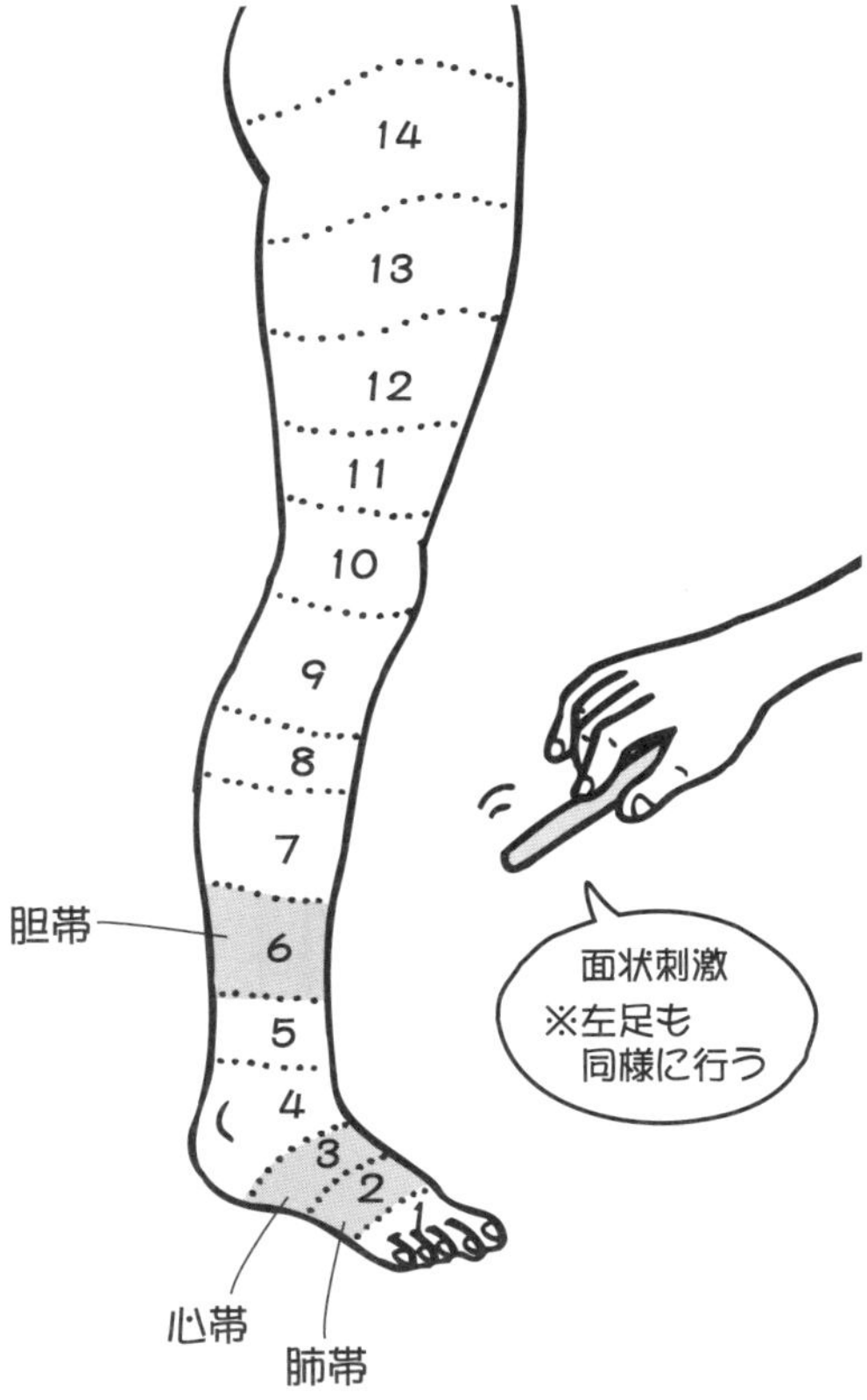
14
13
12
11
10
9
8
7
胆帯
6
5
4
3
2
1
心帯
肺帯
面状刺激
※左足も
同様に行う

図7

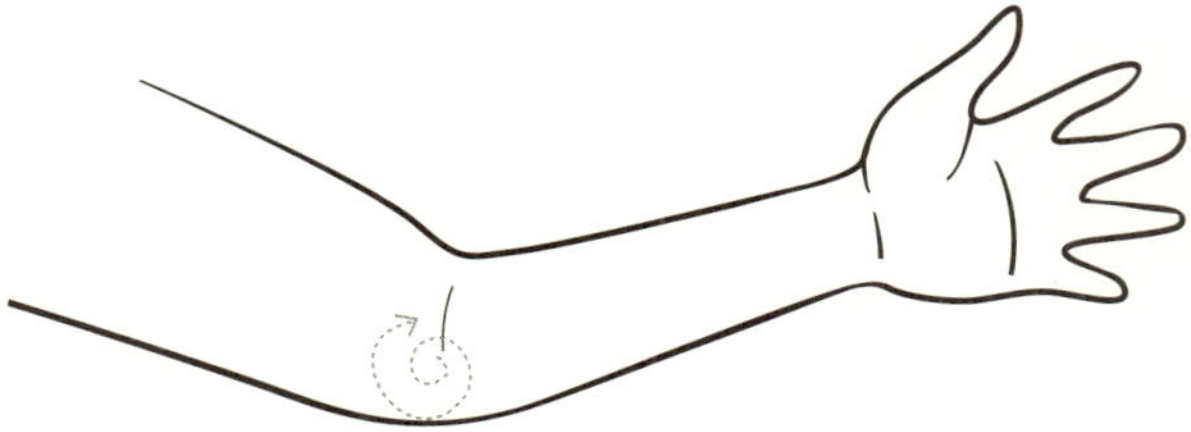
両腕の肘関節、とくに左肘関節の尺側頭の
周りをまるく渦巻き状に点状刺激をする

図8

周りを温めた熱鍼でまるく渦巻き状に点状刺激します。

④足の基本療法と手の基本療法（38〜40ページ参照）を行ってください。

高血圧・低血圧

どんな病気

高血圧は遺伝などが原因の本態性高血圧と、腎臓や副腎の病気が原因の症候性高血圧の二つに大きく分けられます。高血圧の8割は加齢とともに高くなる前者の本態性高血圧で、家族に高血圧患者がいる場合には注意が必要です。

血圧は１日のうちでも変化します。また、季節、ストレスなどによっても変動します。そのため、自分の血圧を知るには、１～２週間おいて数回、血圧を測り、その結果で高血圧かどうかを決めます。一般に最大血圧１４０ミリ以上、最低血圧90ミリ以上が高血圧とされます。

高血圧の多くは軽症で最初のうちはほとんど自覚症状はありません。しかし血圧の高い状態が続くと、脳や心臓や腎臓の血管に障害が起こり、動脈硬化を進行させ、脳梗塞や心臓病の原因となりますので、注意しなければなりません。

食生活に気をつけることはとても大事で、日頃から減塩につとめ、動物性脂肪を控えめにし、禁酒・禁煙などを守り、ストレスをためないようにしましょう。

低血圧はおおよその目安として最高血圧が１００ミリ以下の場合をいいます。症状としてはからだのふらつき、めまい、耳鳴り、食欲不振、手足の冷えなどで、とくに朝起きたときや午前中にこのような症状を感じやすいものです。

しかし、低血圧は高血圧に比べて深刻さの度合いは低く、長寿の傾向があるといわれるくらいですので、あまり気にすることはありません。

東洋医学では高血圧も低血圧も血圧の変動としてとらえ、施術に違いはありません。

施術にあたって

血圧調節は経絡のうち心包経が関係していることが多いため心包経を、血管を丈夫にするためには肝経を、腎臓にも影響がある場合には腎経の刺激を行います。

施術の実際

（図9、10）

①両足の5（心包帯）と4（肝帯）に温めた熱鍼で面状刺激を行います。

②腎臓にも影響が出ている場合には両足の10（腎帯）に温めた熱鍼で面状刺激を行います。

③顎関節症が影響している場合があり、その場合は両足の9（脾帯）を温めた熱鍼で面状刺激し、そして、顎関節の周りを渦巻き状に点状刺激します。

④足の基本療法と手の基本療法（38〜40ページ参照）を行ってください。

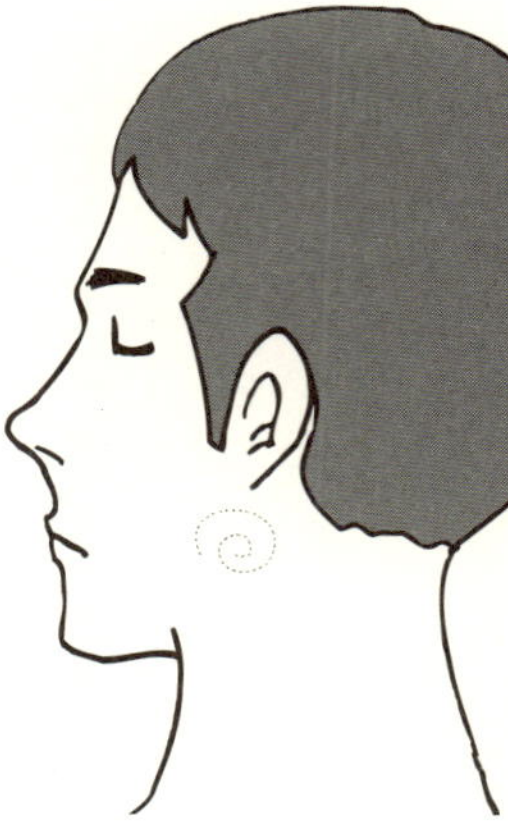

顎関節の周りを
渦巻き状に点状刺激をする

図9

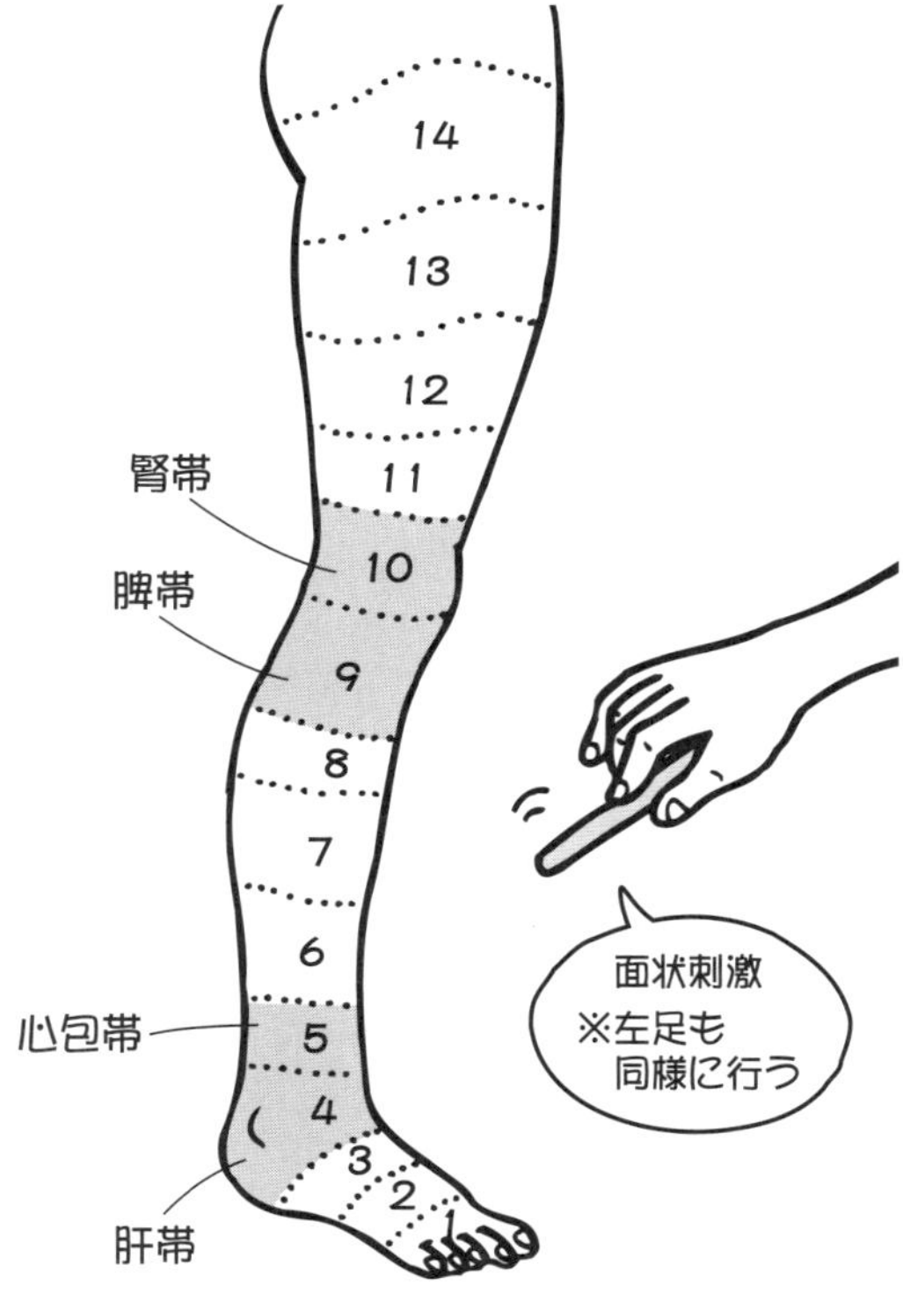

図10

静脈瘤

どんな病気

足の静脈が拡張し、浮き出るものです。立ち仕事が多い女性に多く見られます。

もともと表在静脈の壁が弱い人がなりやすく、弾力性を失うと、静脈は伸びて長くなり、長い静脈を同じ空間におさめなければならないために、蛇がとぐろを巻いたようになります。

また静脈が血流によって拡張すると逆流を防いでいる弁がうまく働かなくなります。すると立位のときに血流が足にたまり、壁が薄くなって伸びて蛇行している静脈をさらに拡張させます。

初期は静脈がふくれあがって見えるだけですが、症状が進むと、立っているときに下肢がうっ血してだるさや疼痛、筋肉のけいれん、知覚異常、かゆみなどを感じます。

表面に近い静脈でこのようなことが起きるため、目で見てもわかり、美容の上でも避けたい病気です。

男性より女性がかかりやすいのは、相対的に筋肉や血管壁が弱いためと考えられています。また妊娠中はホルモンの影響で血管が拡張しやすく、静脈も広がって、下肢に静脈瘤が現れる人がいます。しかしこれは産後2～3週間で消えるので心配いりません。

そのほか太っている人、糖尿病の人、高齢の人、家族に下肢静脈瘤の人がいる場合にはなりやすい傾向がありますので、注意しましょう。

予防には弾性ストッキングやサポーターで

足のポンプ作用をサポートするとよいでしょう。夜眠るときは、足を心臓より上に上げて寝るのもお勧めです。

そのほか足首からひざにかけてのマッサージ、立ち仕事をする際には1時間に5分から10分は休むことなども予防に役立ちます。

施術にあたって

基本的に肝臓を丈夫にすることに重点を置きます。静脈の再生と弾力を回復するためには肝経を、うっ血には小腸経を刺激します。下肢の基本の熱鍼は下肢のむくみやうっ血を取り去ります。

施術の実際（図11）

①両足の4（肝帯）を温めた熱鍼で面状刺激してください。

②両足の12（小腸帯）を温めた熱鍼で面状刺激してください。

③足の基本療法と手の基本療法（38〜40ページ参照）を行ってください。

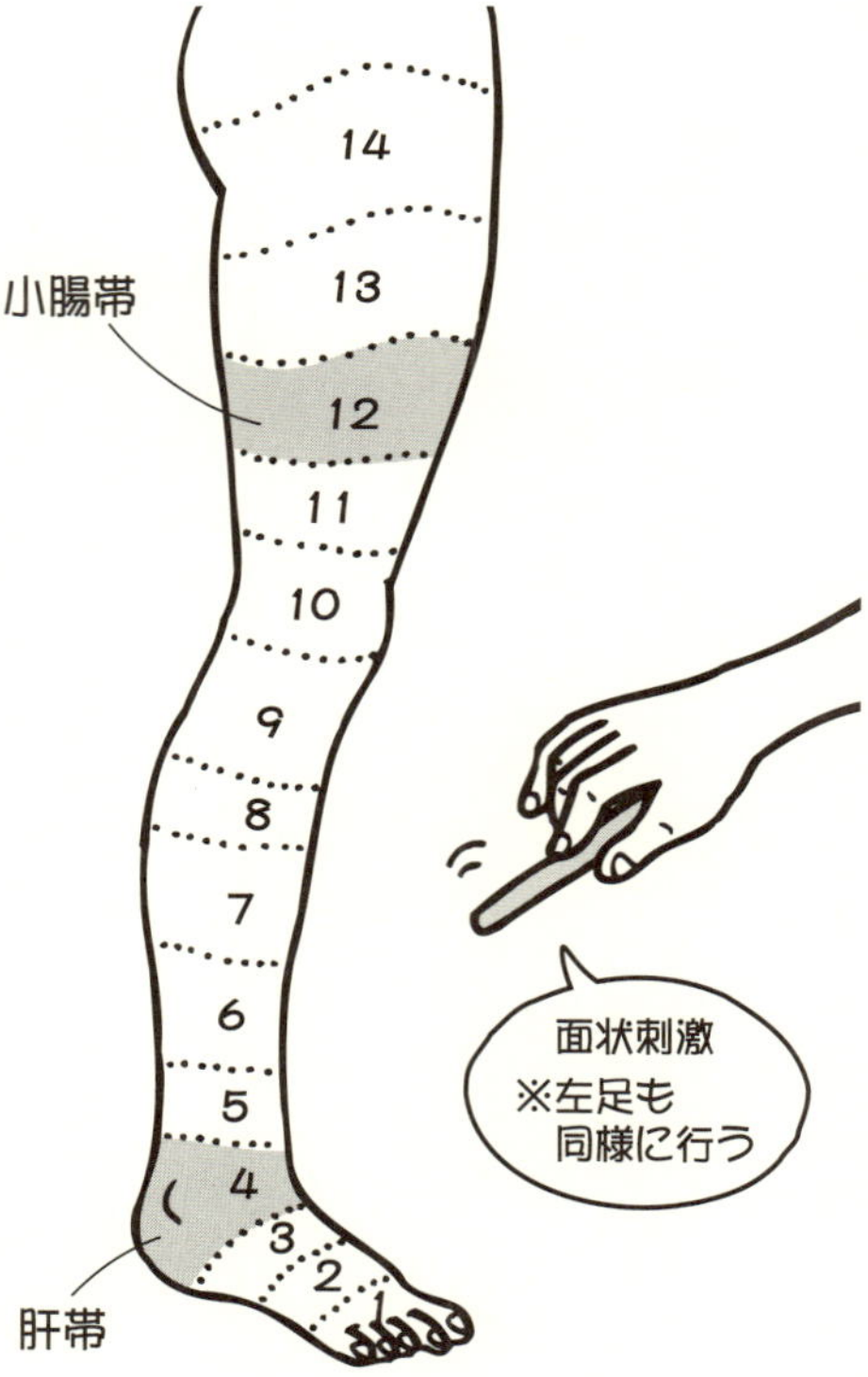
14
13
小腸帯
12
11
10
9
8
7
6
5
4
3
2
1
肝帯
面状刺激
※左足も
同様に行う

図11

❸消化器の病気・症状

胸焼け・逆流性食道炎

どんな病気

胸焼けは胸に焼けるようなもやもやとした不快感を感じる症状のことを指します。胃に近い食道のあたりが何らかの原因で胃酸や胆汁によって刺激を受けると起こります。逆流性食道炎では、もっとも多く見られる症状です。逆流性食道炎ではそのほか、口の中がすっぱくなる、のどが痛むなどの症状が出ることもあります。

逆流性食道炎は、以前は欧米人に多く見られ、日本人には比較的少なかった病気だったのですが、最近は食生活の欧米化とあいまって多く見られるようになりました。

本来は食道と胃の接合部はよくできていて、胃酸を食道に逆流させないような仕組みになっています。なぜなら接合部の位置には横隔膜があるため、その部分を押さえているので、胃酸が逆流しにくくなっているのです。しかし中には接合部が横隔膜より上にあり、横隔膜による押さえが効かずに胃酸が逆流しやすい体質の人もいます。

また加齢によって筋力が弱って、胃酸の逆

流を防ぐ機能が低下する場合、食べ物の摂取量が多くなることによって胃の働きが悪くなり、胃と食道の間にある噴門が開きやすくなることなども原因となります。

そのほかストレス、妊娠、肥満、便秘、消化不良なども影響することがあります。

胸焼けや逆流性食道炎の予防には、肥満を解消させる、リラックスして食事をとる、脂肪の多い食べ物、甘いものの食べ過ぎを避ける、コーヒー、香辛料、アルコールは控えめにすることなどが大切です。

もし起きてしまったら、水や牛乳を積極的に飲むとよいでしょう。食道の胃酸を洗い流してくれます。

施術にあたって

胃腸と関係の深い経絡、胃経、脾経の刺激を中心に施術します。そのほか粘膜を丈夫にするためには三焦経を、炎症がある場合には肺経を刺激します。

施術の実際（図12）

①両足の9（脾帯）を温めた熱鍼で面状刺激してください。

②両足の7（胃帯）を温めた熱鍼で面状刺激してください。

③両足の8（三焦帯）を温めた熱鍼で面状刺激してください。

④炎症がある場合には両足の2（肺帯）を温めた熱鍼で面状刺激してください。

⑤足の基本療法と手の基本療法（38〜40ページ参照）を行ってください。

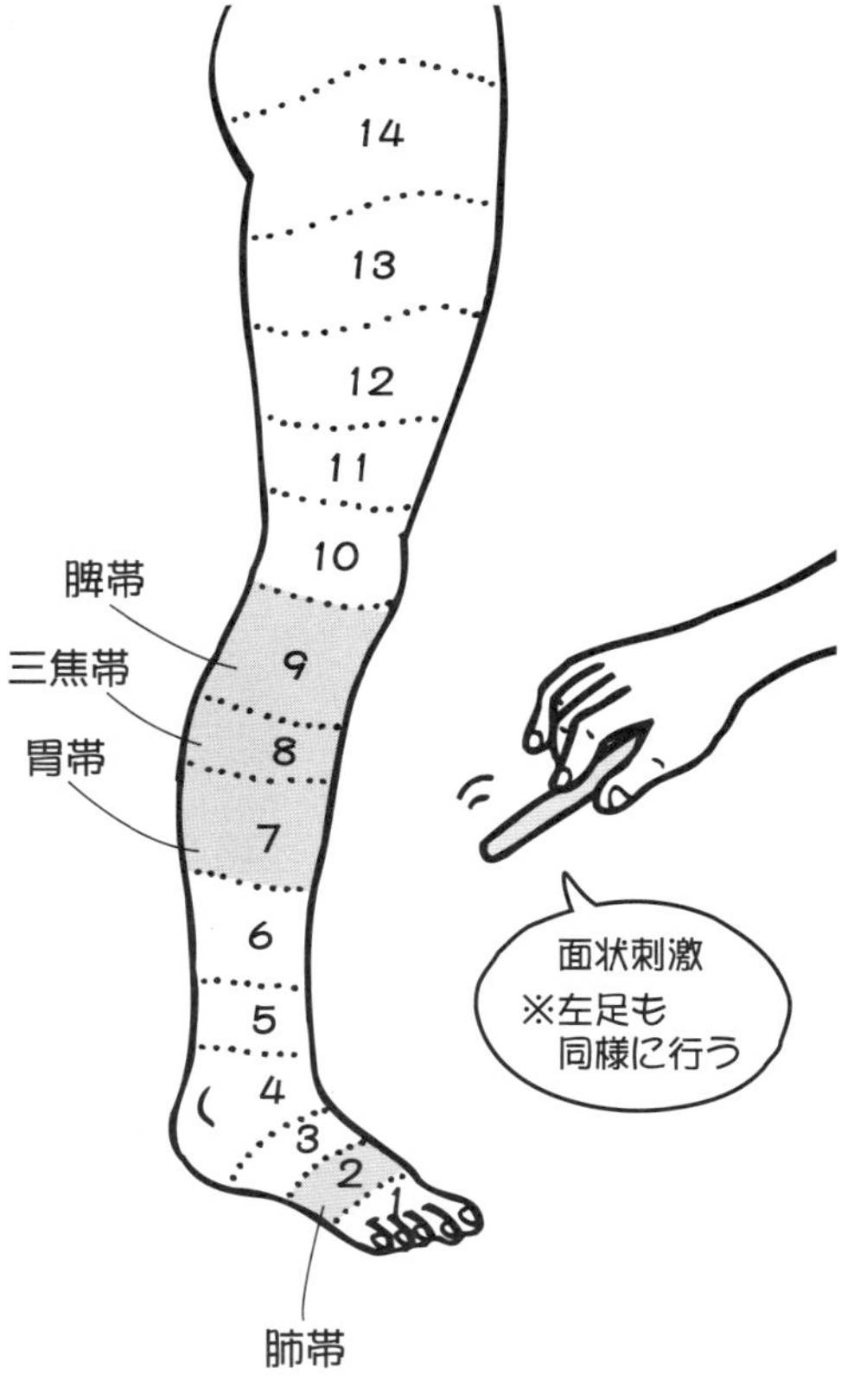
14
13
12
11
10
脾帯
9
三焦帯
8
胃帯
7
6
5
4
3
2
1
肺帯
面状刺激
※左足も
同様に行う

図12

胃の痛み

どんな病気

食べ過ぎなどによって、胃液が大量に分泌されて、胃の粘膜の内側の筋肉の組織が分泌された胃酸によって刺激されたときに起こります。また何らかの原因によって、胃粘液の分泌が低下することによって胃粘膜が炎症を起こしたり、胃の筋肉がけいれんしたときに胃痛を起こします。

胃粘膜が炎症を起こす胃炎の場合には、シクシクあるいはキリキリするような痛みが起こり、このような状態が長く続くと胃潰瘍などに発展することがあります。胃けいれんは差し込むような激しい痛みで、主に空腹時に起こります。

胃酸の出過ぎはストレスがあったとき、アルコール、タバコ、香辛料、コーヒー、紅茶などカフェインの多い飲み物を多く摂取したとき、不規則な生活などによって引き起こされることが多いものです。胃粘液の分泌低下は暴飲暴食、加齢、ストレスなどが引き金になります。

胃に負担をかけないためには、ストレスをためないように上手に気分転換をはかり、規則正しい生活を心がけ、毎日、適度な運動をすることがお勧めです。

適度な運動は、自律神経の働きを整え、胃腸の機能を高めます。また、肥満防止にもなりますので、一石二鳥です。

胃によい食べ物はタマゴ、牛乳、豆腐などで、とくに牛乳は胃酸の酸性度を抑え、胃壁に膜をつくる働きがあるので、胃炎、胃潰瘍の方にもお勧めです。

施術にあたって

消化器系は脾経、胃経を中心に施術を行い、胃粘膜を強化するには三焦経の施術が効果的です。

また胃の炎症を解消させるには、肺経の施術がよく効きます。

施術の実際（図13）

①両足の9（脾帯）を温めた熱鍼で面状刺激してください。

②両足の7（胃帯）を温めた熱鍼で面状刺激してください。

③両足の8（三焦帯）を温めた熱鍼で面状刺激してください。

④両足の2（肺帯）を温めた熱鍼で面状刺激してください。

⑤足の基本療法と手の基本療法（38～40ページ参照）を行ってください。

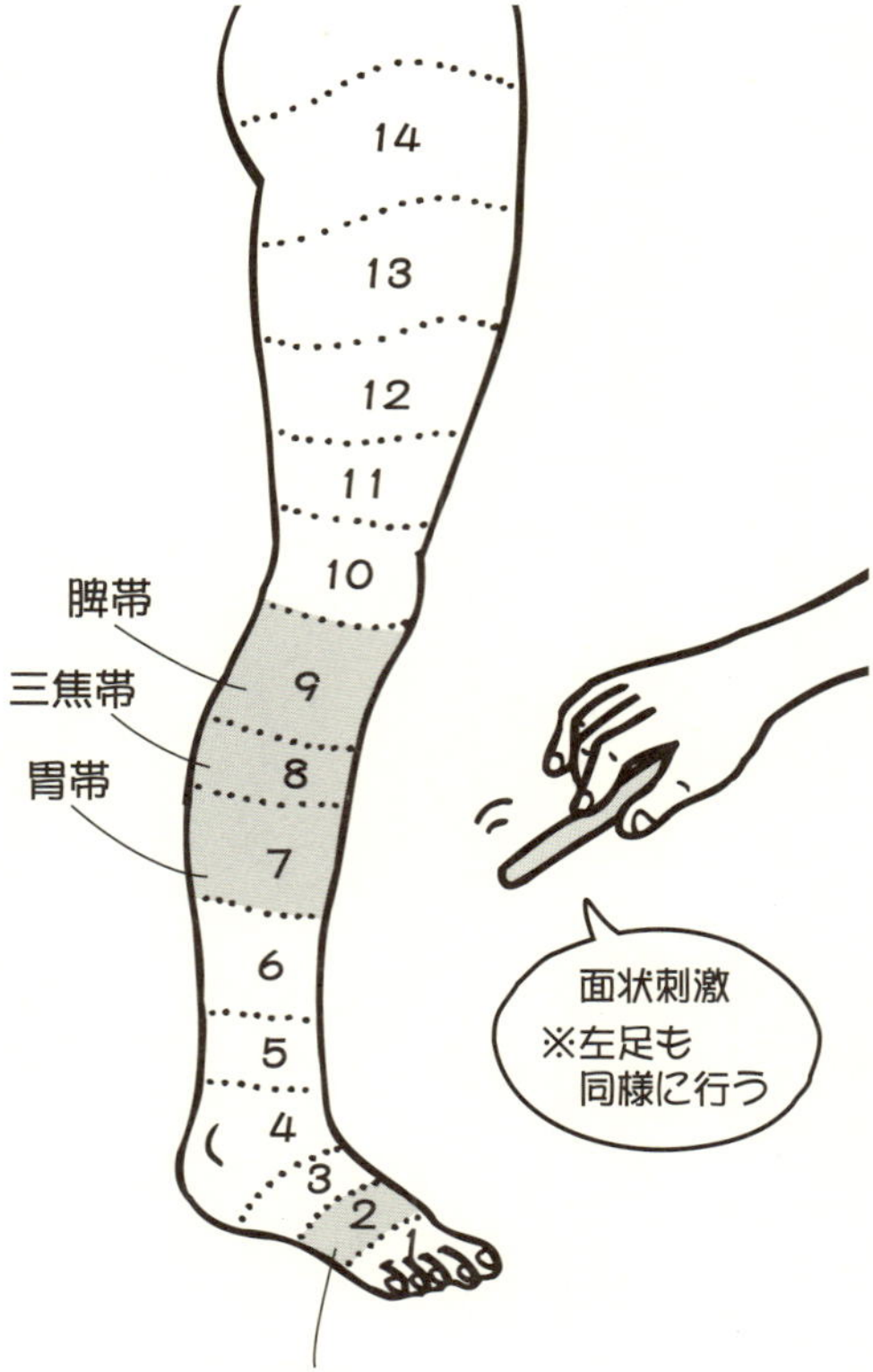
14
13
12
11
10
脾帯
9
三焦帯
8
胃帯
7
6
5
4
3
2
1
肺帯
面状刺激
※左足も
同様に行う

図13

下痢・腸炎

どんな病気

下痢は便がやわらかくなったり、もしくは水のような便になるものです。食べ過ぎ、冷たいものや油っぽいもののとり過ぎ、香辛料やアルコールの摂取し過ぎ、ストレスで胃腸に障害が起きたときに起こります。

下痢を起こした際には、無理に下痢を止めずに、脱水状態に陥るのを避けるために水分補給を十分にしながら、自然に治まるのを待ちましょう。

風邪やインフルエンザ、食中毒、赤痢などの細菌によるものの場合には下痢と同時に、発熱、嘔吐、頭痛、筋肉痛、血液便などの症状が見られます。重症の場合には受診してください。

腸炎で多く見られるのはロタウイルスやノロウイルスなどによるウイルス性腸炎です。冬に起きやすく、感染しやすいものです。乳幼児に激しい嘔吐や水様便が見られれば、ウイルス性腸炎を疑いましょう。

ウイルス性腸炎に効く薬はなく、自然に治るのを待ちますが、便や嘔吐物にウイルスがまじっているため、看病する人は汚物に触れないようにし、病人の世話をしたあとは必ずよく手洗いするなど、感染に気をつけましょう。

夏に多く見られる腸炎はサルモネラ菌、ビブリオ菌、病原性大腸菌などが原因で起こります。激しい下痢が起こります。一般的には菌を特定して抗生物質で治療します。

下痢を起こしたときには水分や塩分が大量に排泄され、脱水症状になりやすいので、水分、塩分の補給を欠かさないようにしなければなりません。

熱鍼療法は下痢の回復を早めるのに役立ちます。

施術にあたって

腸の機能を丈夫にする脾経、胃経の刺激を行います。ストレス性の下痢の場合は心経を、粘膜を丈夫にするには三焦経を、炎症には肺経を刺激してください。

施術の実際（図14）

①両足の9（脾帯）と両足の7（胃帯）を温めた熱鍼で面状刺激します。

②両足の8（三焦帯）を温めた熱鍼で面状刺激します。

③両足の2（肺帯）を温めた熱鍼で面状刺激します。

④ストレスが原因と思われる場合には、両足の3（心帯）を温めた熱鍼で面状刺激します。

⑤足の基本療法と手の基本療法（38～40ページ参照）を行ってください。

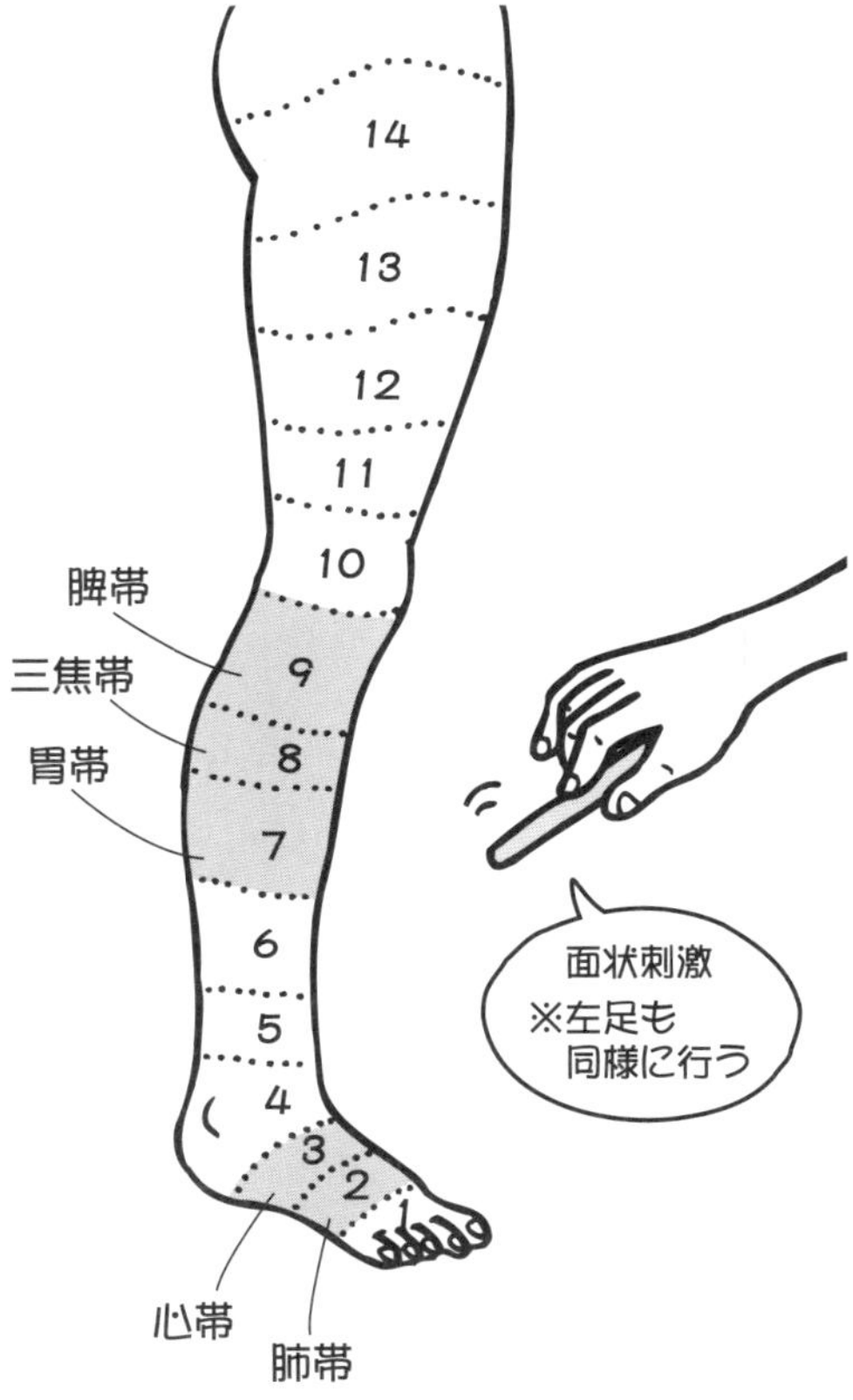

図14

便　秘

どんな病気

便通の回数は人によって違い、毎日でなく3日に一度でも、規則的にあり、スムーズに排便できて、残便感がなければ便秘とはいいません。

便秘とは排便の回数が少なく、排便困難、残便感、腹部の膨満感などを感じるものをいいます。

便秘は原因によって弛緩性便秘、直腸性便秘、けいれん性便秘に分けられます。

弛緩性便秘は腹筋の衰えなどによって蠕動運動が弱くなるために便意を感じなくなるもので、内臓下垂の人や体力のない人、高齢者がなりやすい便秘です。

直腸性便秘は、ふつうは直腸に便が到達すると、その刺激で便意が起こりますが、がまんしていると便意がだんだんなくなります。きちんと決まったときに排便する習慣がない人や、浣腸を多用する人などがなりやすい便秘です。

けいれん性便秘は大腸の一部でけいれんが起こり、そこで便が停滞するために起こる便秘です。ストレスが原因の過敏性腸症候群などはこの便秘です。

便秘を解消させるためには、まずは食生活の改善をしなければなりません。規則的な食生活を送り、食物繊維の多い食べ物をとります。食物繊維は便をやわらかくするとともに便のかさを増やして、腸の蠕動運動を刺激させます。

けいれん性便秘の場合には、腸の緊張を取り除くために、ゴマ、ハチミツなど腸を潤す食べ物をとりましょう。

適度な運動も腹筋力を高め、やはり腸の蠕動運動を高めます。そのほか水分不足に気をつける、ストレスを上手に解消させる、便意をがまんしないことなども大切です。

施術にあたって

腸の働きを改善させるのは肝経、大腸経です。ストレスが原因となっている場合には、心経を刺激してください。

施術の実際（図15）

①両足の4（肝帯）を温めた熱鍼で面状刺激します。
②両足の11（大腸帯）を温めた熱鍼で面状刺激します。
③さらにストレスが原因と思われる場合には、両足の3（心帯）を温めた熱鍼で面状刺激します。
④足の基本療法と手の基本療法（38〜40ページ参照）を行ってください。

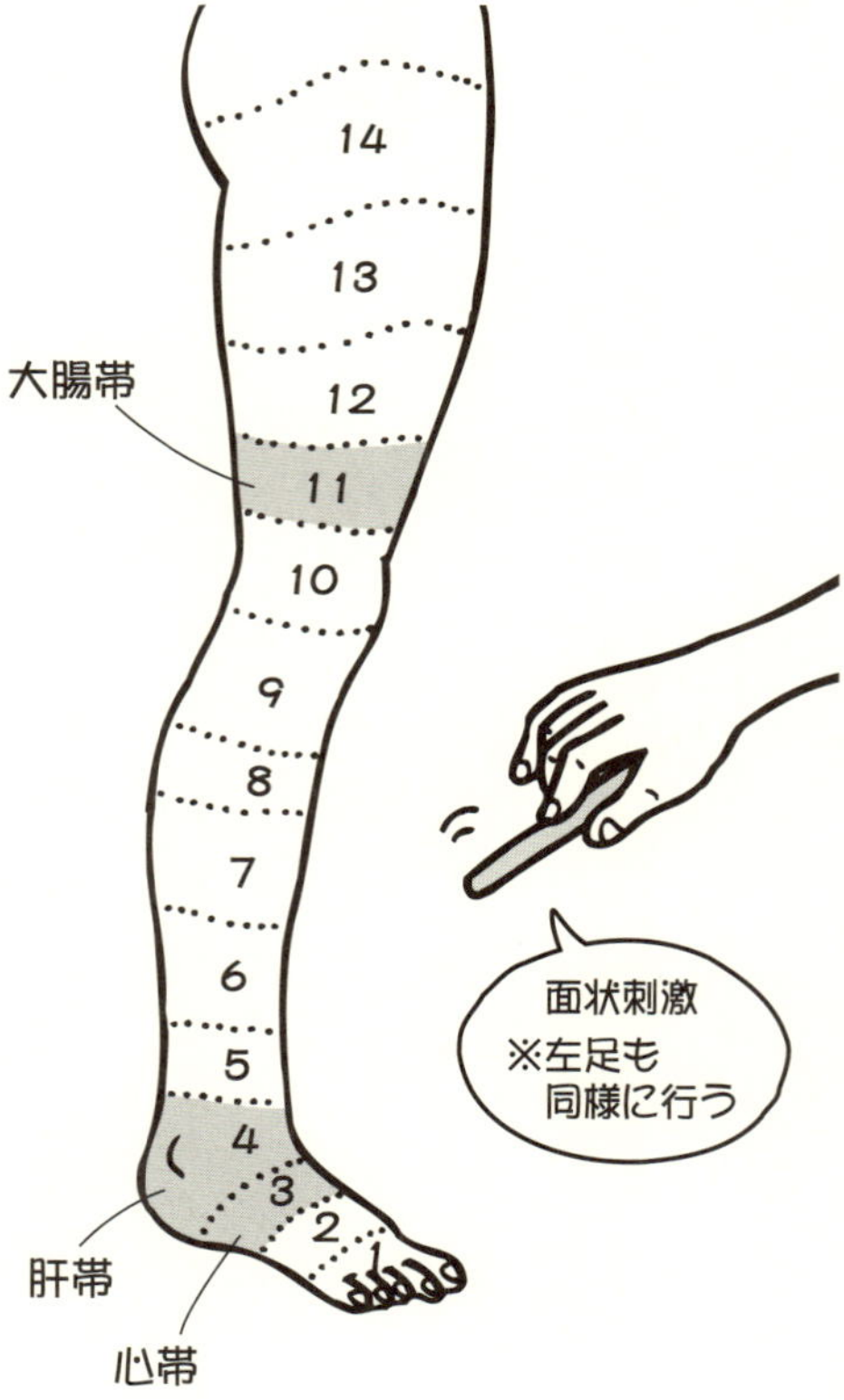

図15

腹部膨満感

どんな病気

腹部膨満感とは、お腹がはって苦しくなるものです。中にはお腹全体がパンパンにはって食事ができなくなったり、ズボンやスカートが入らないくらいはることもあります。女性に多く見られます。お腹にたまったガスが原因です。

多くは便秘などで腸内に食べ物のカスが長時間たまり、それが発酵して、ガスが発生するために起こります。女性に多いのですが、胃腸病などがある男性にも起こることがあります。

女性では、生理中に見られることがあります。生理中は一般に、子宮がふだんより膨張するため、腸が圧迫されて、腸の働きが弱るために、腸内にガスが発生しやすくなることがあります。

知らずに空気を大量に飲み込んでしまう空気嚥下症の人も、腸にガスをためやすく、腹部膨満感を起こしやすいものです。

お腹にたまるガスは腐敗ガスで、便秘、消化不良などがあるとたまりやすくなります。このガスは、からだにもよい影響を与えません。このような症状が長く続くと、腰痛、肩こり、冷え性などを引き起こす誘因の一つになります。また腸内の環境が悪く、悪玉菌が多いとガスがたまります。

まずは野菜や海藻類の多い食事を心がけ、便秘を解消させましょう。便意をがまんしてはいけません。一度に食べ過ぎないことも大切です。

そのほか、ストレスをためず、適度な運動をして、お腹を冷やさないようにしてください。

半身浴や腰湯は腸の蠕動運動を高めて、ガスがたまるのを防いでくれます。

施術にあたって

腸にある食べ物のカスなどの異常な発酵を抑えるためには、脾経と大腸経を刺激します。

便秘がある場合には、便秘の項（72ページ）も参照してください。

施術の実際（図16）

①両足の9（脾帯）を温めた熱鍼で面状刺激します。

②両足の11（大腸帯）を温めた熱鍼で面状刺激します。

③足の基本療法と手の基本療法（38～40ページ参照）を行ってください。

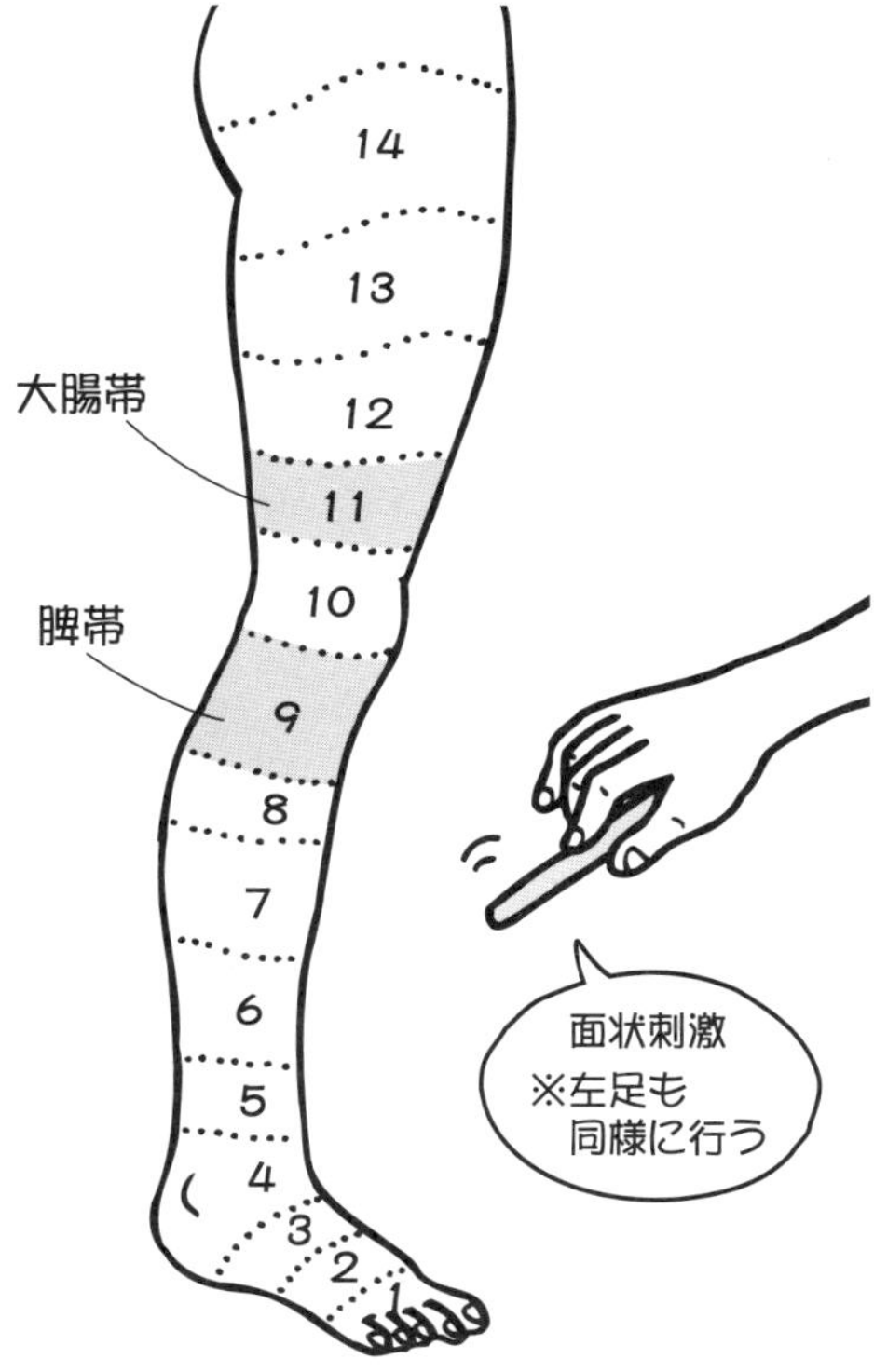

図16

肝　炎

どんな病気

　肝臓は沈黙の臓器という別名があるほど、症状がかなり進行しないと、症状を現さない臓器です。肝炎の場合も、初期はなんとなくだるい、お腹がはるといった症状があるくらいです。

　肝炎は、アルコール、薬剤、アレルギーなどでも発症することがありますが、主な原因はウイルスです。

　A型は経口感染し、衛生の環境の悪い国を訪れた旅行者がかかりやすいものです。B型は母子感染や注射針などを通して感染することが多い。C型は輸血による感染が多く、症状は軽いのですが、慢性化することもあります。

　ウイルスに感染すると、1ヵ月から6ヵ月の潜伏期間を経て急性肝炎を起こし、多くの場合は一過性ですが、まれに1週間から10日で死に至る劇症肝炎を発症することがあり注意しなければなりません。中には感染しても、全く症状が出ない人もいます。

　急性肝炎を発症すると、全身倦怠感、食欲不振、黄疸が出ます。入院して安静にすることが基本です。

　慢性肝炎は急性肝炎が治りきらずに移行したもので、一部は肝硬変にまで進行します。慢性肝炎の症状は軽く、自覚症状がほとんどないことが多いのですが、からだがだるい、吐き気、食欲不振が見られることもあります。

　お酒の飲み過ぎは直接肝炎とは関係はあり

ませんが、ウイルス感染した人がアルコールを飲み過ぎると肝炎を悪化させます。しかも、アルコールの飲み過ぎは脂肪肝やアルコール性肝障害を引き起こす原因となるので、注意しなければなりません。

肝炎にかかってしまったら、ビタミン、ミネラルの多いバランスのよい食事を心がけてください。熱鍼療法は補助療法として有効です。

施術にあたって

肝炎の早期治癒の補助療法には肝経、脾経の刺激をします。

施術の実際（図17）

①両足の4（肝帯）を温めた熱鍼で面状刺激します。

②両足の9（脾帯）を温めた熱鍼で面状刺激します。

③足の基本療法と手の基本療法（38〜40ページ参照）を行ってください。

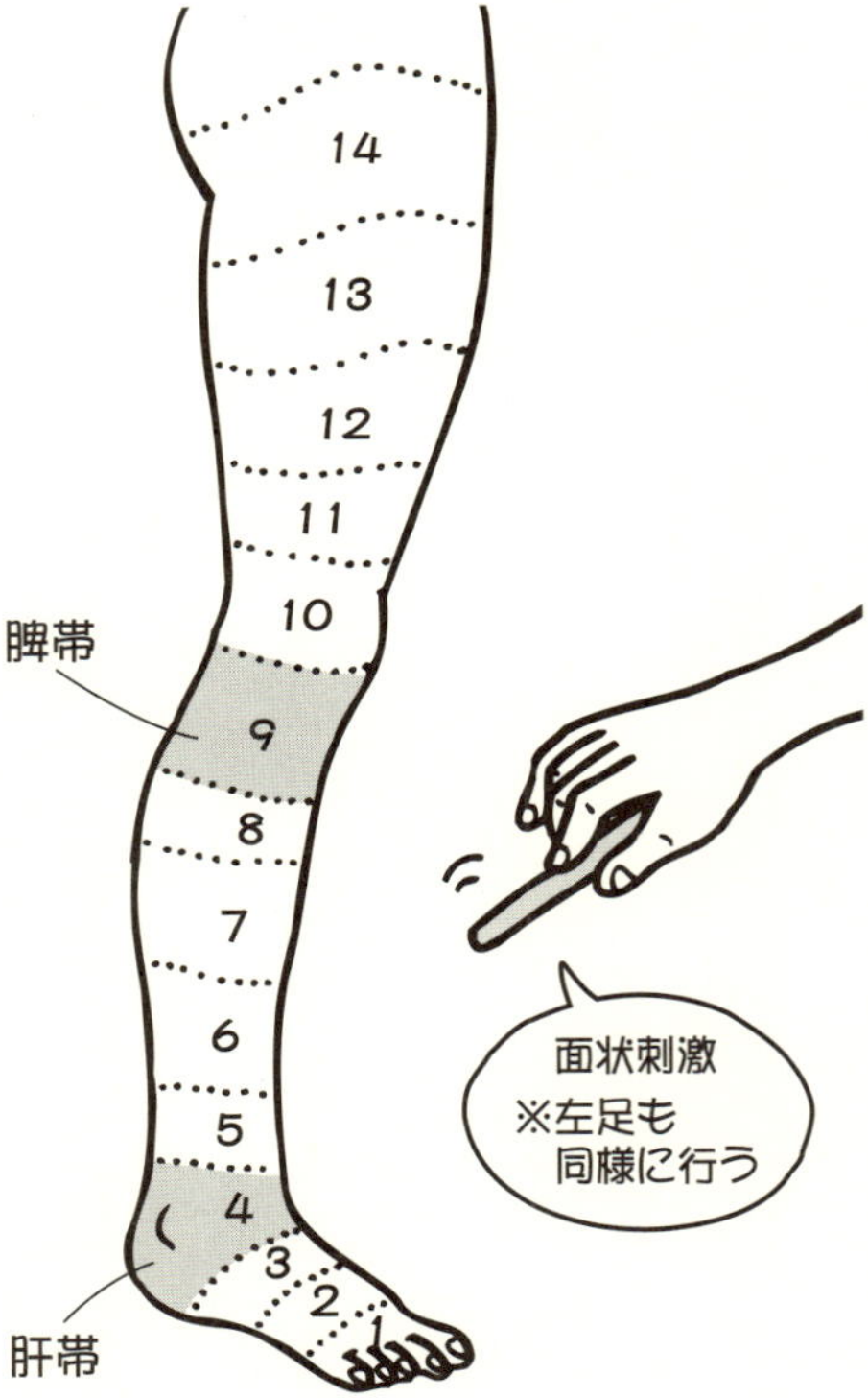
14
13
12
11
10
脾帯
9
8
7
6
5
4
3
2
1
肝帯
面状刺激
※左足も
同様に行う

図17

膵炎

どんな病気

膵臓はたんぱく分解酵素など食べ物を消化、分解するさまざまな酵素をつくり、分泌している臓器です。

急性膵炎はさまざまな原因で活性化された酵素が、自らの膵臓を消化してしまうものです。軽症のものは短期間で治りますが、重症になると命にも関わります。

原因でもっとも多いのはアルコールです。そのほか胆石が原因のものや原因が不明な場合もあります。

症状はみぞおちから上腹部にかけての痛みで、背部が痛むこともあります。痛みは軽い鈍痛から激痛までさまざまです。

何の前触れもなく起こることが多いのですが、中には脂っこい食事をとったあとやアルコールを飲み過ぎたあとに起こることもあります。

膵炎の診断はなかなかむずかしく、初期や軽症の場合には胃などほかの消化管の疾患と間違えられることもあります。しかし、診断が遅れると大変なことになりますので、上腹部から背部に激痛が起きた場合には消化器科を受診してください。

治療は入院して、安静を保ち、絶食絶飲します。

食事ができるようになったら、規則正しい食事を心がけ、胃酸分泌を促進し過ぎないよう1回の食事量を抑えます。食べるものも脂肪分は避け、炭水化物を中心とした低脂肪食にします。

膵炎で消化酵素の分泌が低下していますから、できるだけ消化のよい食品を選ぶようにしましょう。

禁酒・禁煙をしなければならないのはいうまでもありません。

熱鍼療法は補助療法として有効です。

施術にあたって

経絡では脾経、胃経を中心に、炎症を抑えるためには肺経を刺激します。

施術の実際（図18）

①両足の9（脾帯）を温めた熱鍼で面状刺激します。

②両足の7（胃帯）を温めた熱鍼で面状刺激します。

③さらに炎症を抑えるために両足の2（肺帯）を温めた熱鍼で面状刺激します。

④足の基本療法と手の基本療法（38〜40ページ参照）を行ってください。

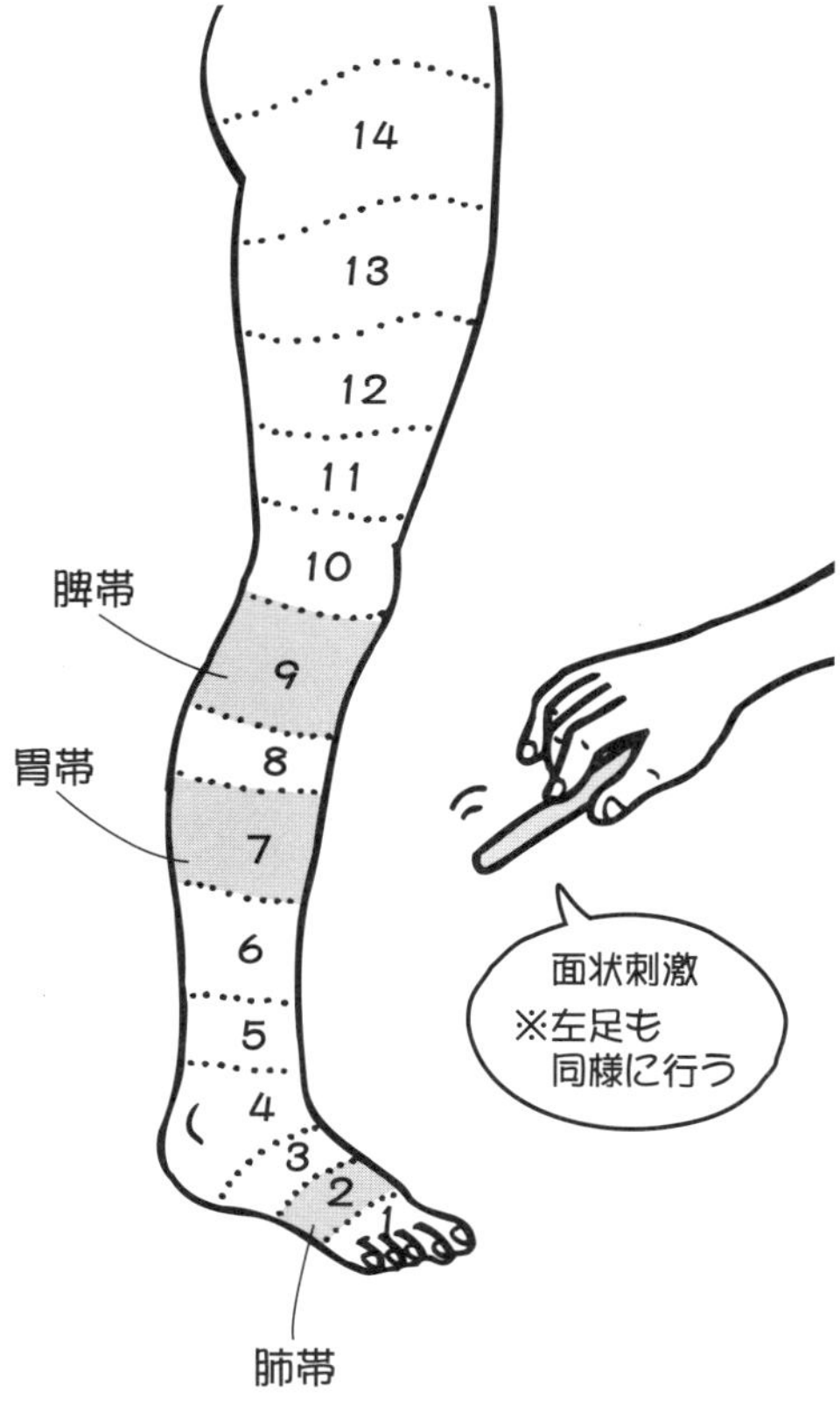
14
13
12
11
10
脾帯
9
8
胃帯
7
6
5
4
3
2
1
肺帯
面状刺激
※左足も
同様に行う

図18

④ 泌尿器系の病気・症状

腎炎・ネフローゼ

どんな病気

腎炎は急性腎炎と慢性腎炎に分けられます。急性腎炎はのどや鼻の上気道が溶血性連鎖球菌という細菌に感染し、それに引き続いて起こる腎臓の糸球体の炎症のことです。症状は血尿、尿たんぱく、高血圧などが見られます。

経過は子どもの場合は比較的良好で、90％は完治しますが、成人では50％が慢性化します。

腎臓内の糸球体に炎症が起こると、腎臓の尿を濾過する機能が低下します。そのため赤血球やたんぱく質が尿に出てしまい、結果、腎臓の機能低下が起きて、余分な水分や老廃物が体内にたまります。

治療はまずは安静にすることで、むくみがあったり、尿の出が少ない場合には塩分やたんぱく質を控えます。

慢性腎炎は腎臓が炎症を起こし、たんぱく尿、血尿、高血圧などが1年以上続いているものをいいます。むくみがあることもありますが、自覚症状がほとんどないこともあります。

経過は患者によってさまざまです。何年も

腎臓の働きが低下しない場合もあれば、少しずつ低下していって腎不全になってしまう場合もあります。

治療はステロイド剤が中心で、食事は塩分、たんぱく質を控えます。

ネフローゼ症候群とは糸球体から大量のたんぱく質が尿にもれ出して、血中のたんぱく質の量が減り、その結果むくみを起こす病気です。

むくみが強く、まぶたや足がパンパンにむくみます。すぐに病院で治療を受ける必要があります。

熱鍼療法は腎炎の改善の補助療法として有効です。

施術にあたって

基本的には泌尿器の病気は経絡のうち、腎経、膀胱経、肺経に反応が出ます。治療も腎経、膀胱経、肺経を中心に行います。

施術の実際（図19）

①両足の10（腎帯）を温めた熱鍼で面状刺激します。
②両足の13（膀胱帯）を温めた熱鍼で面状刺激します。
③両足の２（肺帯）を温めた熱鍼で面状刺激します。
④足の基本療法と手の基本療法（38～40ページ参照）を行ってください。

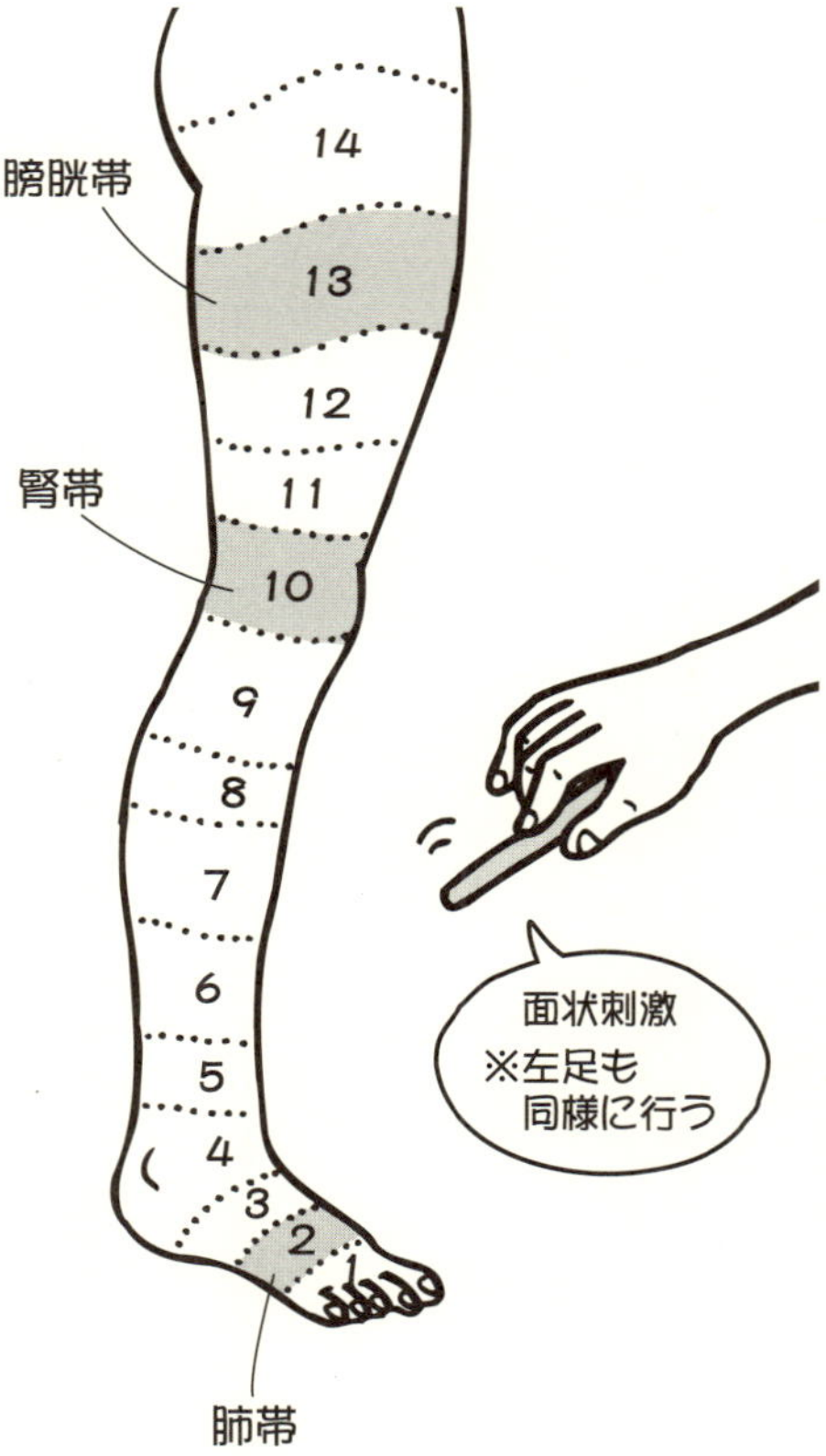

図19

腎臓結石・尿路結石

どんな病気

尿にはさまざまな老廃物が溶けていて、それは体外に排泄されますが、尿中で溶けきれないで小さな塊ができることがあります。それは次第に大きくなって結石となっていきます。

結石は腎臓の乳頭部という尿がしみ出すところにできますが、腎杯という部分に留まっているうちは痛みは出ません。

ところが結石が腎臓の腎杯や腎盂でつまってしまったり、尿管に降りてきてつまると独特の疝痛という強い痛みが出ます。

痛みは非常に強く、脇腹が差し込むようで、下腹部や大腿部にまで痛みが走ることもあります。血尿、嘔吐の症状が出ることもあります。

尿管はおおよそ直径4ミリなので4ミリ以下の結石ならば痛みもなく、尿とともに尿管に降りてきます。尿管にまで降りてくると、尿が出にくかったり、残尿感を感じるようになります。発作を起こすこともありますが、その場合も鎮痛剤で痛みを抑えていると、そのうちに自然に尿とともに排泄されます。

しかし結石が大きいと、自然には排泄されません。結石が1センチ以上も大きい場合は体外衝撃波による結石破砕術などの手術が必要です。

腎臓結石、尿路結石は再発しやすい疾患で、患者の半数が再発するという統計があります。そのため再発予防はとても大切です。

とくに食事内容に気をつける必要があります。水分を十分に摂取し、動物性たんぱく質を控え、結石を予防するマグネシウムや食物繊維の多い野菜や海藻類をたくさんとりましょう。

熱鍼療法は再発を防ぐのに大変役立ちます。

施術にあたって

基本的に泌尿器の病気は経絡のうち、腎経、膀胱経、肺経に反応が出ます。治療も腎経、膀胱経、肺経を中心に行います。

施術の実際（図20）

①両足の10（腎帯）を温めた熱鍼で面状刺激します。
②両足の13（膀胱帯）を温めた熱鍼で面状刺激します。
③両足の2（肺帯）を温めた熱鍼で面状刺激します。
④足の基本療法と手の基本療法（38～40ページ参照）を行ってください。

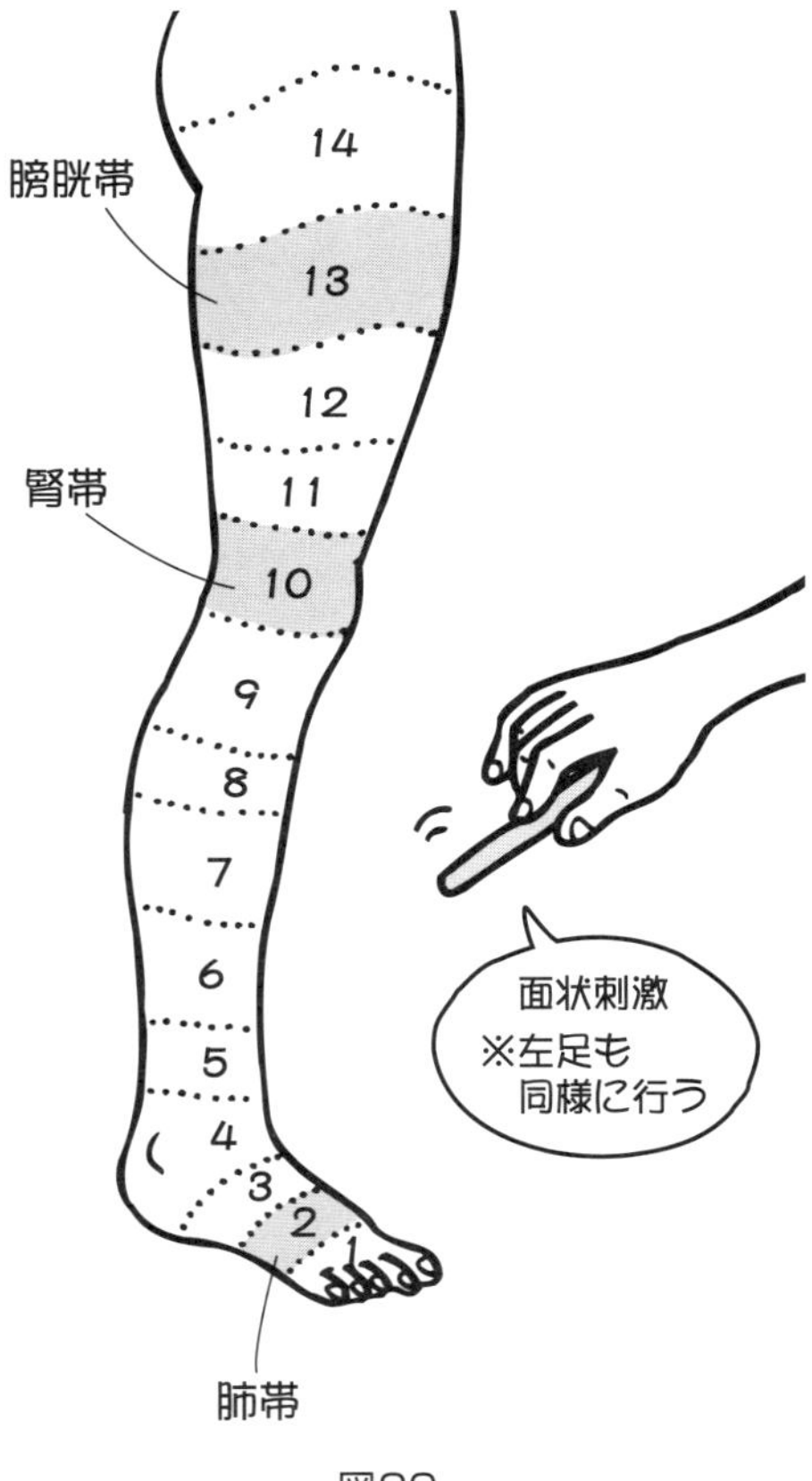

図20

前立腺肥大

どんな病気

前立腺は男性にだけある臓器です。膀胱のすぐ下にあって、精子の活動を活発にさせる精液をつくり出しているところです。

前立腺は加齢とともに肥大する傾向にあり、それが尿道や膀胱を圧迫するのが前立腺肥大です。

加齢とともに多くの男性がかかるので、一種の老化現象ともいえます。だいたい40歳代から始まり、60歳くらいになると70%の人に、80歳代では80%の人に見られます。

しかし、肥大が進んでも症状の出ない人もたくさんいます。前立腺が肥大しても、治療を要する人は全体の25%くらいです。原因には男性ホルモンが関わっていると考えられています。

前立腺肥大は長い時間をかけてゆっくりと進行します。主な症状は頻尿と排尿困難です。頻繁にトイレに行きたくなりますが、いざ行ってみると、出なかったり、出てもすっきりと出ません。出始めてもチョロチョロで、残尿感が残ります。

しょっちゅうトイレに行きたくなるので、外出や旅行がおっくうになるなど、日常生活でも意外に支障が出るものです。

治療は薬物療法、高周波、マイクロ波などの物理療法のほか、重症の場合は手術を行います。

症状を悪化させないためには、前立腺の充血を促すアルコール類や刺激物の摂取を控えるとよいでしょう。

また、尿道を圧迫する便秘を極力避けて、下半身を冷やさないようにしてください。

トイレに行きたくなるのがいやで水分摂取を控える人がいますが、これはしてはいけません。全身の血行をよくするために、適度な運動もお勧めです。

熱鍼療法は症状を軽減したり、進行を遅らせるのに役立ちます。

施術にあたって

泌尿器疾患の熱鍼療法は腎経、膀胱経を主にしますが、前立腺の頻尿には肺経を、脳下垂体から出るホルモンのアンバランスによる場合には脾経を刺激します。

施術の実際（図21）

①両足の13（膀胱帯）を温めた熱鍼で面状刺激します。
②両足の10（腎帯）を温めた熱鍼で面状刺激します。
③両足の2（肺帯）を温めた熱鍼で面状刺激します。
④ホルモンのアンバランスによるものは両足の9（脾帯）を温めた熱鍼で面状刺激してください。
⑤足の基本療法と手の基本療法（38～40ページ参照）を行ってください。

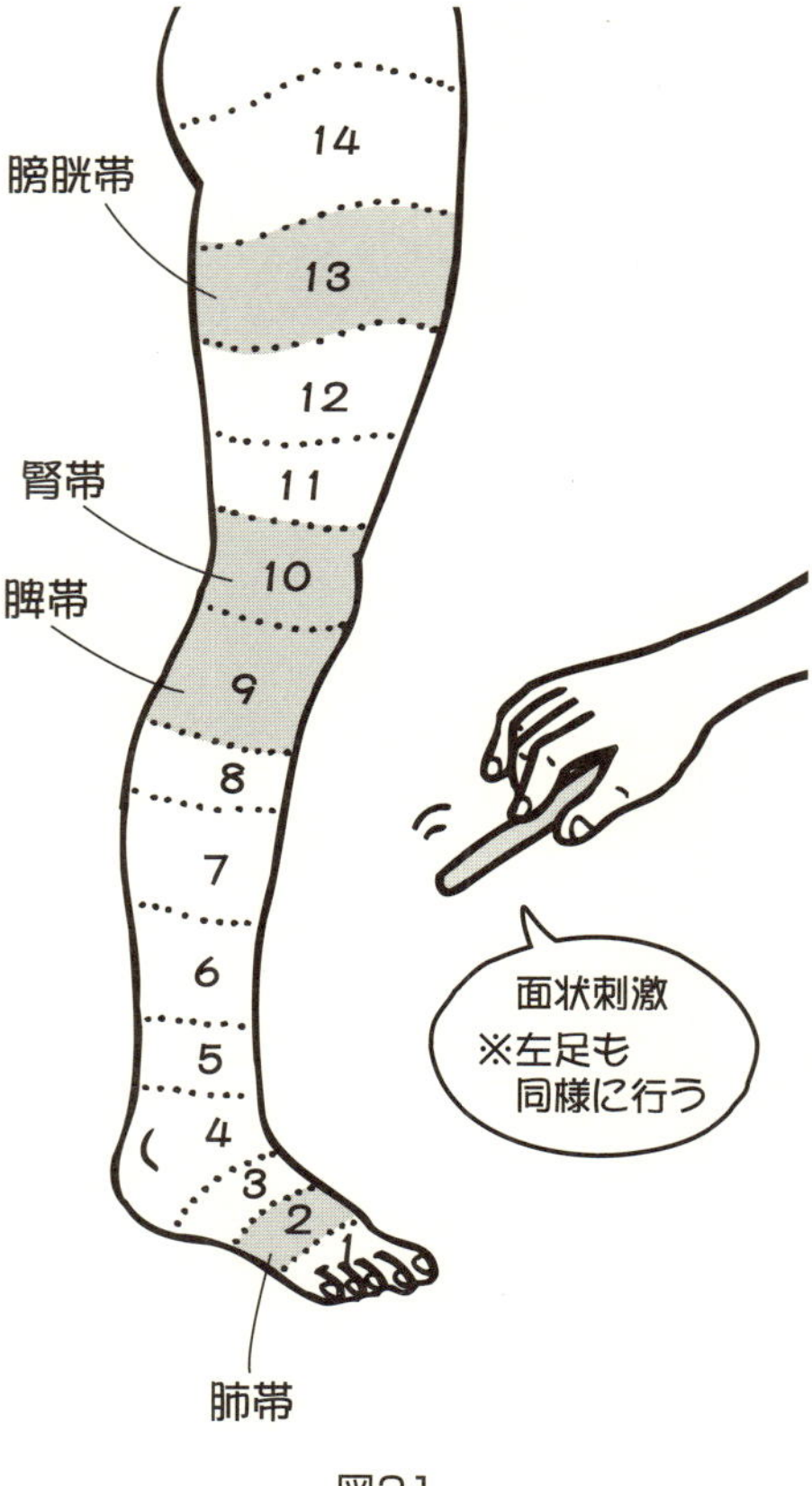

14
膀胱帯
13
12
腎帯
11
10
脾帯
9
8
7
6
5
4
3
2
1
肺帯
面状刺激
※左足も
同様に行う

図21

頻尿

どんな病気

トイレに行ってもまたすぐに行きたくなり、トイレの回数が増えることを頻尿といいます。

1回の尿の量が増加する多尿を伴う場合と、何回もトイレに行きたくなりますが1回の尿量は少ない場合に分けられます。

成人の平均的なトイレの回数は昼間4〜5回、夜間0〜2回くらいです。

加齢とともに腎臓で尿を濃くする力が低下するため、トイレの回数が多くなりがちです。とくに夜間のトイレに行く回数が増えます。一般には、昼間で8回以上、夜間に3回以上トイレに行くような場合を頻尿としています。

頻尿には膀胱や前立腺に病気があって起こるものと、とくに原因がなくて起こるものとがあります。

トイレの回数ばかりでなく、1回の尿の量が増える場合は、尿崩症、糖尿病、慢性腎不全などが疑われます。また、中高年の男性の場合は、前立腺肥大が原因である場合も多いのです。

頻尿では、トイレの回数は増えているものの、ほかに自覚症状も異常もないというケースも多く見られますが、その場合には、いわゆる神経性頻尿の可能性があります。

だれでも緊張すると尿意が起こります。神経性頻尿は緊張のために何度もトイレに行きたくなった経験や、トイレをがまんした経験から、尿意に対して非常に神経質になってしまうことが原因で、緊張していないときにも同様な反応を起こしてしまうのです。

神経性頻尿の場合には、膀胱の過敏性をやわらげたり、心身の緊張を解くことで改善していきます。

熱鍼療法はこのような頻尿を改善させるのに役立ちます。

施術にあたって

泌尿器疾患の調整は腎経、膀胱経、肺経で行いますが、脳下垂体後葉の抗利尿ホルモンの働きを正常にするためには脾経刺激が効果的です。

施術の実際（図22）

①両足の２（肺帯）を温めた熱鍼で面状刺激します。

②両足の９（脾帯）を温めた熱鍼で面状刺激します。

③両足の10（腎帯）を温めた熱鍼で面状刺激します。

④両足の13（膀胱帯）を温めた熱鍼で面状刺激します。

⑤足の基本療法と手の基本療法（38〜40ページ参照）を行ってください。

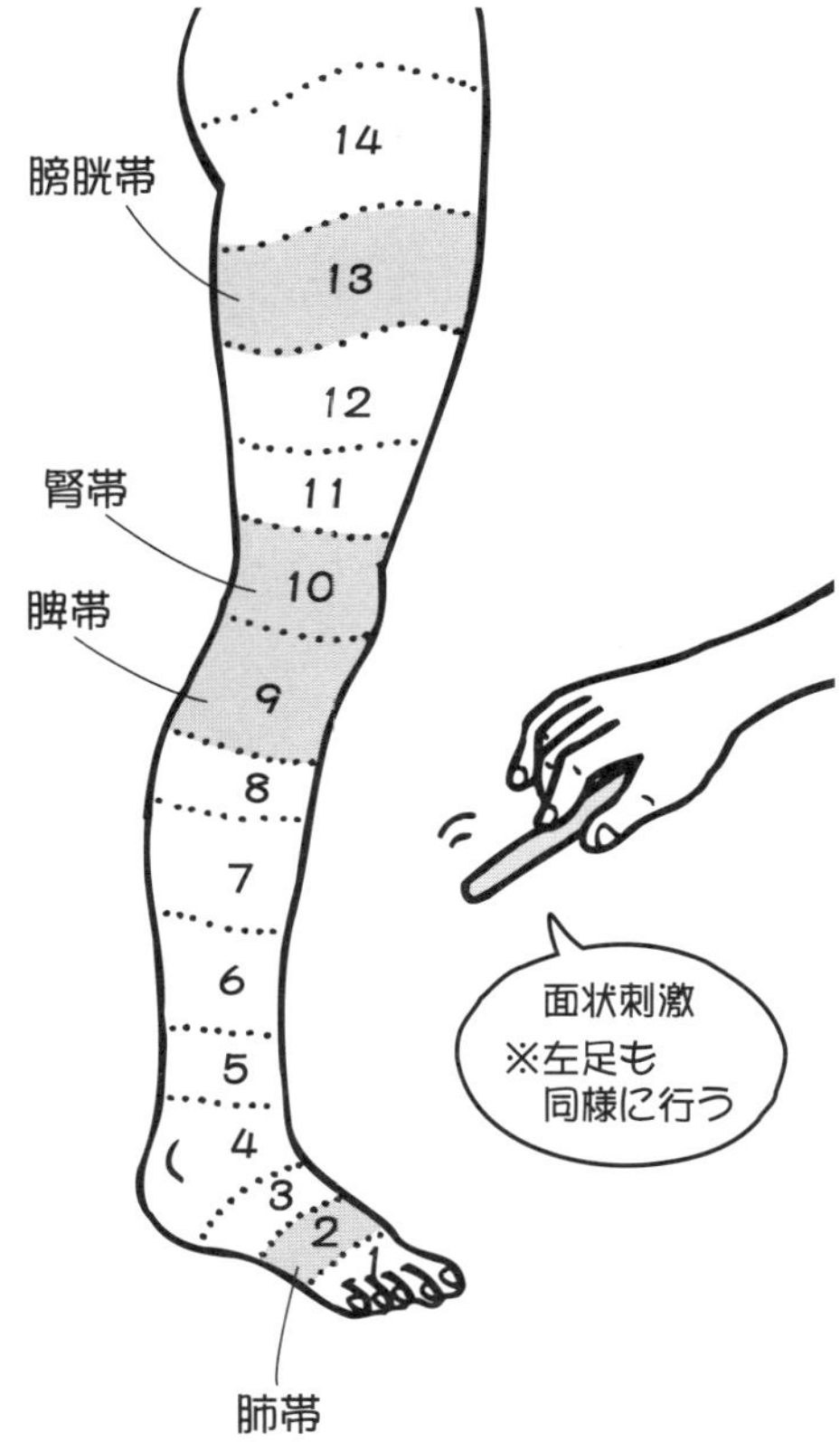

図22

夜尿症

どんな病気

夜尿とは睡眠中に無意識のうちに排尿してしまう病気です。ふつうは小学生、中学生、高校生と成長していくにつれ、排尿器官が成長し、抗利尿ホルモンも正常に働くようになって、自然に解消していきます。しかし、中には成人になっても解消しない場合もありますが、それは1％程度に留まります。

夜尿は睡眠中に膀胱に尿がたまり、無意識のうちに排尿してしまうのですが、ふつうは膀胱がいっぱいになると、それが神経を経て脳に伝わり、尿意として脳から命令が出て、排尿器官に伝わったのちに排尿します。しかし、排尿器官が未発達の場合には膀胱がいっぱいになったことが脳に伝わらず、反射的に排尿してしまうのです。

夜尿症は放っておいても自然に治っていくことが多い疾患です。しかし、学齢期になると、心理的、社会的に負担に感じる子どもが増えるため、治療が必要になることが多いようです。

夜尿は子どもの意思と関係なく生じますので、夜尿をした子どもをしかっても解決されません。

夜中に無理矢理起こすようなことは避けましょう。

夜尿症の子どもの自然治癒率は7、8歳で50％、12歳で90％です。最終的には治るのですから、子どもには必ず治ることを話し、安心させましょう。治る時期は子どもによって異なりますので、ほかの子と比べることも無意味です。むしろ以前より改善したことなどを伝えて、温かく見守ってあげましょう。

施術にあたって

心因的な場合や下腹部の冷えなどさまざまな原因があります。施術をすることで、子どもに自信と安心感を与えたいものです。

施術の実際（図23、24）

①両足の10（腎帯）、13（膀胱帯）、12（小腸帯）、8（三焦帯）、2（肺帯）に温めた熱鍼で面状刺激を行ってください。冷えに効果的です。

②両足の3（心帯）、4（肝帯）、6（胆帯）、9（脾帯）に温めた熱鍼で面状刺激を行ってください。心因性のものに効果的です。

③足の基本療法と手の基本療法（38〜40ページ参照）を行ってください。

冷えの場合

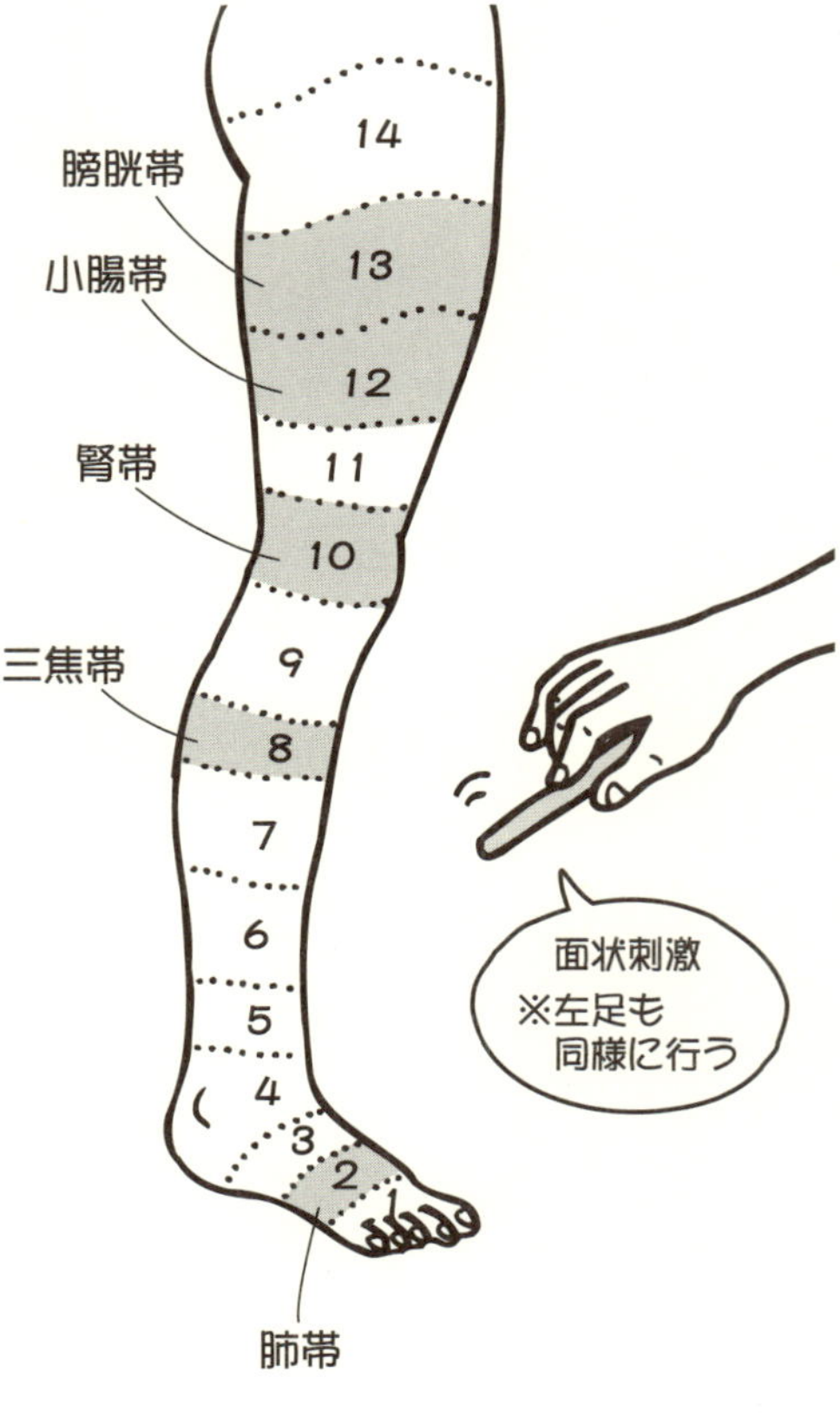

膀胱帯
小腸帯
腎帯
三焦帯
肺帯
14
13
12
11
10
9
8
7
6
5
4
3
2
1
面状刺激
※左足も
同様に行う

図23

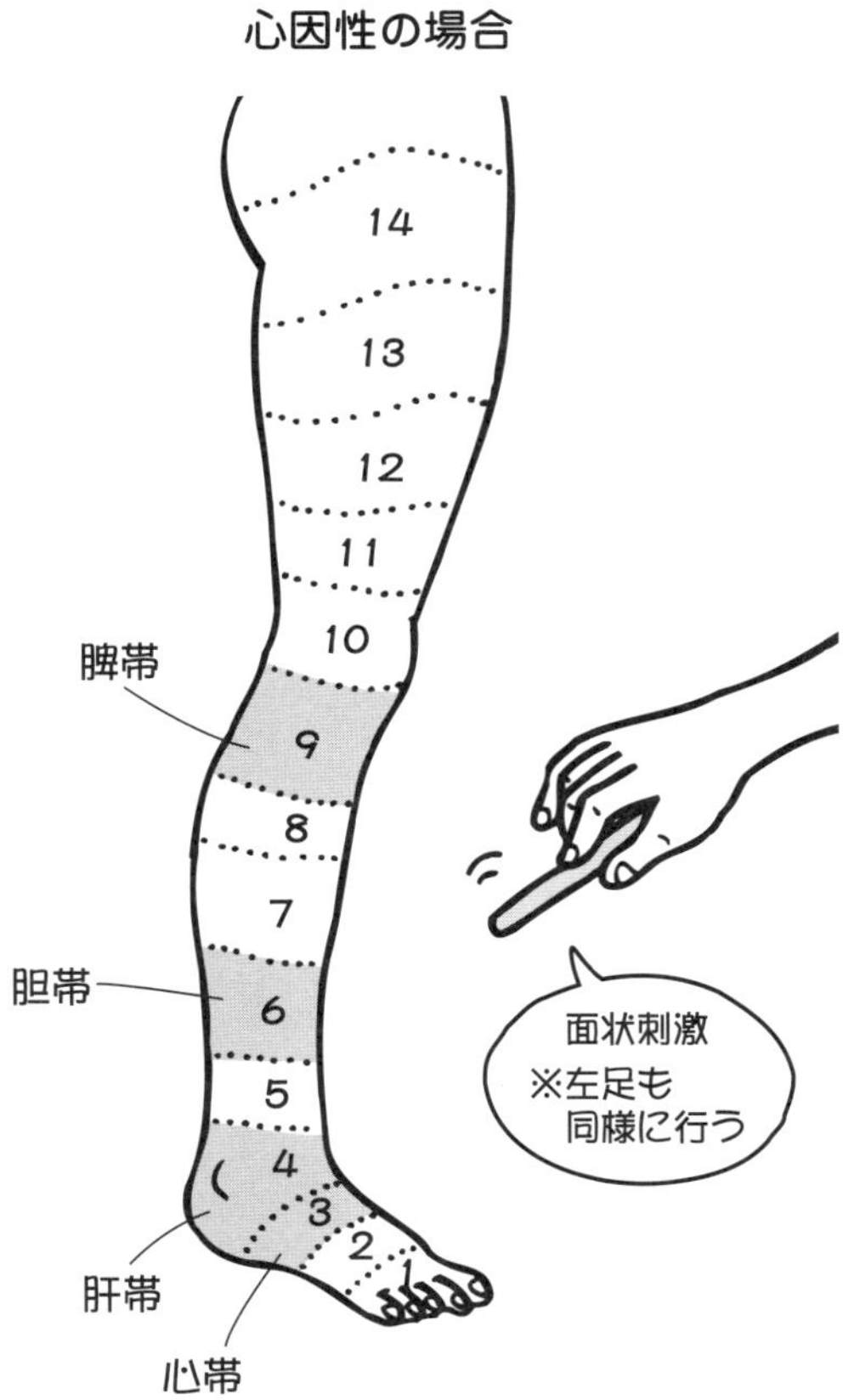
心因性の場合
14
13
12
11
10
脾帯
9
8
7
胆帯
6
5
4
3
2
1
肝帯
心帯
面状刺激
※左足も
同様に行う

図24

5 脳・神経の病気・症状

頭痛

どんな病気

頭痛は二日酔いのときや冷たいものを食べたときなどに起こる生体反応の一つとして起こるもの、脳の病気などからくる症候性のもの、とくに器質的な原因はないのに頭痛が起こる慢性頭痛などに分けられます。

慢性頭痛には片頭痛、緊張型頭痛、群発頭痛があり、一般に頭痛の悩みといえばこの慢性頭痛のことです。

片頭痛は脳の拍動にあわせてズキンズキンと頭の片側が痛みます。肩こり、首こりを伴うことがあり、遺伝することが多いものです。

血管が拡張して周囲の神経が引っぱられて痛みが起こると考えられています。睡眠不足、人ごみ、熱いお風呂、生理、アルコールなどが誘因となります。予防をするには規則正しい生活を送り、自律神経の働きを整えましょう。

緊張性頭痛では、頭を締め付けられるような痛みがあり、後頭部を中心に頭の両側が痛みます。肩こり、首こり、目の痛みなどを伴います。筋肉が緊張することから痛みが起きています。

悪い姿勢、骨格の歪み、首こり、ストレス

などが誘因です。ストレスを解消させ、正しい姿勢を保ち、筋肉の緊張を取り去りましょう。

群発頭痛では毎日同じ時間に強烈な痛みが頭の片側に起きます。目の奥が痛むこともあります。目がかすむ、首がはるなどの前兆が見られ、目の充血、涙目などを伴い、男性に多く見られます。アルコールが原因になることも多く、飲酒は避けましょう。

いずれの慢性頭痛も熱鍼療法は軽減させるのに役立ちます。

施術にあたって

頭痛の原因はさまざまですが、基本的には肩や首のこりをしっかり取ることが大切です。上腕、前腕部への刺激はとくに重要です。

施術の実際（図25、26）

①両足の4（肝帯）、9（脾帯）、10（腎帯）、11（大腸帯）、7（胃帯）、6（胆帯）に温めた熱鍼で面状刺激を行います。
②温めた熱鍼で肩甲骨の周り、後頭部、耳の後ろの乳様突起部分、耳の下の顎窩、鎖骨の上下に線状または点状刺激を行います。
③脇の下、肘、手首、指を温めた熱鍼で線状刺激します。
④足の基本療法と手の基本療法（38～40ページ参照）を行ってください。

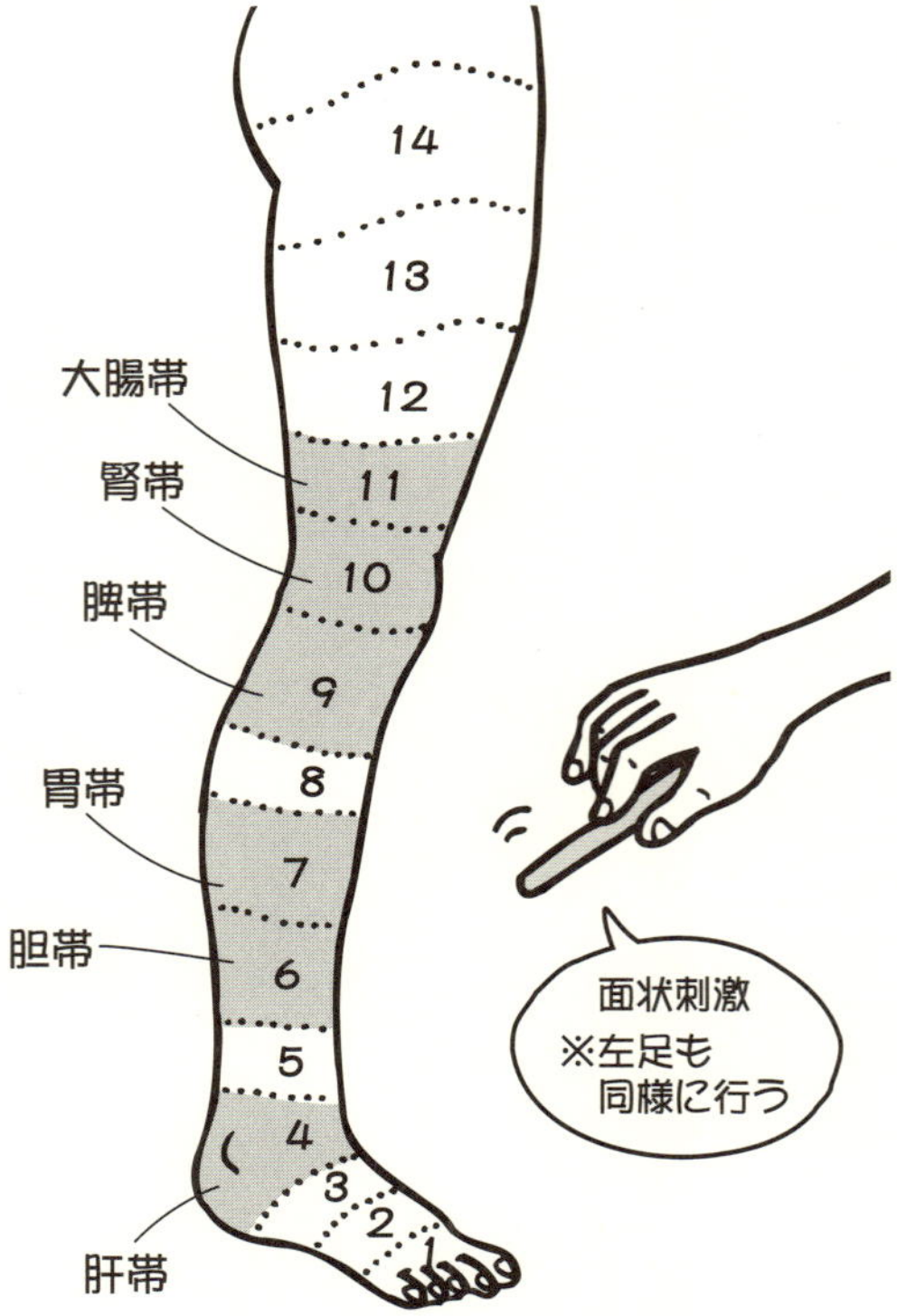
14
13
12
大腸帯
11
腎帯
10
脾帯
9
8
胃帯
7
胆帯
6
5
4
3
2
1
肝帯
面状刺激
※左足も
同様に行う

図25

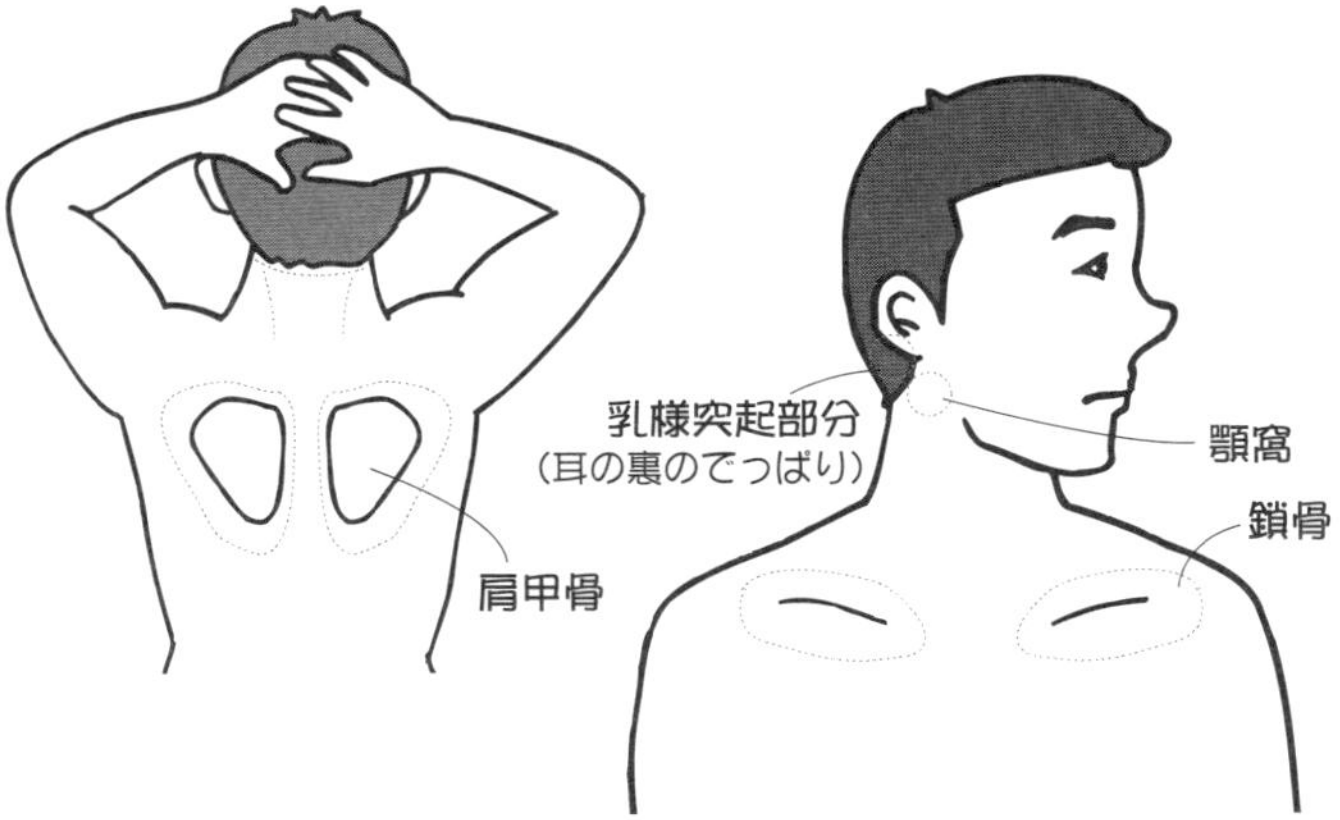

図26

坐骨神経痛

どんな病気

腰椎から足先までいっている末梢神経である坐骨神経が圧迫されたり、刺激されたりすることで、臀部から、大腿部の後面、ふくらはぎ、かかとやくるぶし、足の裏まで痛みが走る病気です。

多くの原因は腰椎の椎間板ヘルニアや、中高年になると起こしやすい腰部脊椎管狭窄症などです。脊髄の中を通る脊椎管がせばまって、神経を圧迫するために痛みが起こります。腫瘍、カリエス、前立腺がんなどが原因となることもあります。

症状は腰から足先までの痛みや、しびれ、

痛みのために座れない、前にかがめない、後ろに反れない、歩行がしにくい、足に力が入らない、感覚が鈍くなるなどです。一般に左右のどちらかにこのような症状が出ます。

原因となっている疾患がある場合には、その疾患を治すことが第一です。

脊椎、腰椎、骨盤、下肢の熱鍼療法は、とても効果的です。

中高年の人は重い荷物を持ち上げたりすると、坐骨神経痛の原因となりやすい椎間板ヘルニアを起こすので注意しなければなりません。中高年になったら長時間、同じ姿勢をとらない、中腰姿勢はできるだけ避けるなど、日頃の注意も必要です。

血行障害などがあると症状を悪化させやすいものです。規則正しい生活を送り、バランスのよい食生活を心がけ、カルシウム不足にならないようにします。適度な運動、ストレスをためないことなども大切です。

施術にあたって

脊柱、腰椎、下肢への熱鍼療法を行います。坐骨神経痛の症状を軽減させるために、とても有効です。

施術の実際 (図27)

①腰痛の項(112ページ)を参照し、温めた熱鍼で両足の4(肝帯)、9(脾帯)、10(腎帯)を面状刺激します。

②脊柱・骨盤の基本療法(40ページ参照)を行います。

③腰椎下部の仙骨、尾骨の際を温めた熱鍼で点状刺激します。

④下肢、とくに痛みが走る大腿部の後面、ふ

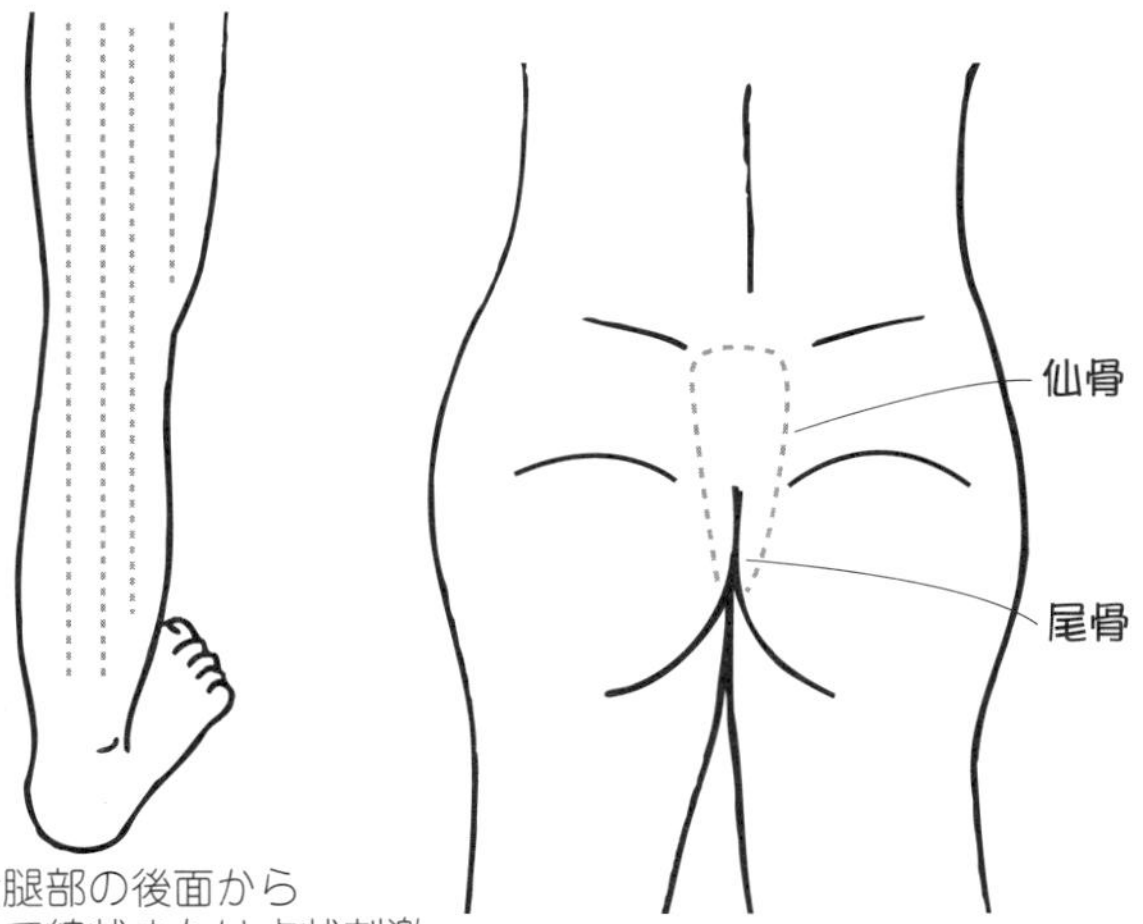
下肢を大腿部の後面から
足の裏まで線状または点状刺激

図27

くらはぎ、くるぶし、かかと、足の裏などを温めた熱鍼で線状あるいは点状刺激します。

⑤足の基本療法と手の基本療法（38〜40ページ参照）を行ってください。

肋間神経痛

どんな病気

背中やからだの側面に強い痛みが走る病気です。脊髄から肋骨にかけて、突然、痛みが生じます。痛む時間は比較的短く、からだの片側が痛みます。

症状も2週間くらいで軽快することが多いのですが、1ヵ月以上続く場合には、ほかの病気が原因で起きている可能性が高いため、その病気の改善を目指す必要があります。

痛みは、発作的な痛みが突然起こる場合と、決まった動作をしたときに痛む場合があります。

脊髄神経が走っている背骨の肋骨のあたりで、何らかの原因によって神経が圧迫されるために痛みが起こると考えられています。

脊髄の疾患、胸膜炎などの内臓疾患、女性では骨粗鬆症などの疾患が原因になっていたり、骨折、脱臼、椎間板ヘルニア、帯状疱疹などが関係していることがあります。

また、骨格や内臓には原因となる異常が何ら見られない場合は、ストレスや疲労が原因となって起きていることがあります

ストレスによって首や肩が緊張すると、首から背中にかけての筋肉に負担がかかり、その部分の筋肉は収縮したままになります。長時間そのような状態が続くと、背中の痛みを引き起こします。

ストレスの多い現代社会で増えている疾患ですが、ストレスによるものは一時的なものが多く、安静や十分な休養をとることで自然

に治ることが多いものです。

痛みの発作が起きたら、なるべく痛まない姿勢をとって、安静にし、熱鍼療法を行ってください。予防にはビタミン、ミネラルの多い食生活を心がけ、刺激物は避けます。

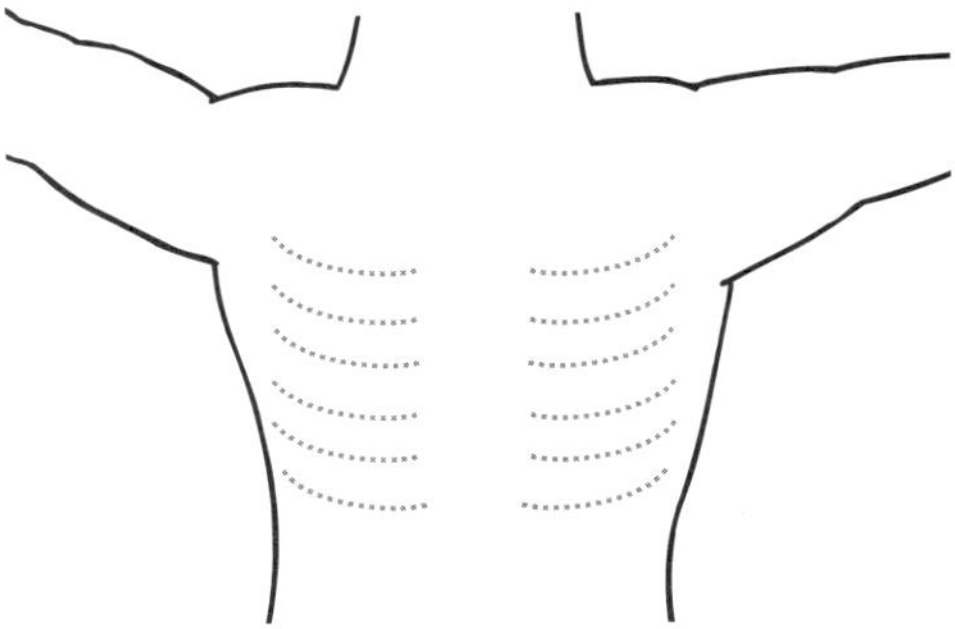
肋骨の上下を肋間神経に沿って
線状または点状刺激をする

図28

熱鍼療法は痛みのコントロールや再発防止には最適です。

施術にあたって

主に脊柱と肋骨神経の走行に沿って、また、患部の周りの刺激を行います。痛むときに熱鍼療法を行うと患部の神経は鎮静化し、痛みは軽減します。痛みが治まっているときにも行って、早期改善をはかりましょう。

施術の実際 (図28)

①温めた熱鍼で脊柱・骨盤の基本療法(40ページ参照)を行います。
②肋骨の上下を肋間神経に沿って、温めた熱鍼で線状あるいは点状刺激します。
③足の基本療法と手の基本療法(38~40ページ参照)を行ってください。

⑥ 筋肉・関節の病気・症状

肩こり・首こり

どんな病気

肩こり、首こりで悩む人は多く、日本人の4人に3人は見られるという統計があるほどです。首や肩のこわばった感じ、不快感、重苦しさ、痛みなどの症状があります。

初めは首の後ろの項頚部から背中の上部の僧帽筋にかけてだけこのような症状を感じますが、進行すると圧痛やこりを感じる範囲が拡大し、からだの表面の筋肉ばかりでなく、筋肉の深層部にまで広がります。こうなると、こりも芯がこったようなこりになってきます。

首や肩は重い頭を支えていますが、このような筋肉の持続的緊張が続くと、筋肉が硬くなって、血液の循環障害が起こります。そのため酸素や栄養素が末梢に届かなくなり、また疲労物質は蓄積され、肩こりや首こりが起こります。

東洋医学的には、肩こりは五臓六腑の変調から起きている場合が多いと考えています。逆にいうと、肩こりがあるということは内臓の危険信号と考え、早めに肩こり、首こりを取り去るようにしましょう。

よく肩こりなど経験したことがないという

人がいますが、そのような人の肩に触れてみると、コチコチということがあります。実際は肩こりがあるのに神経が麻痺していて、痛むという反応がわからなくなっているためで、このような慢性的な肩こり、首こりは要注意です。

肩こり、首こりは軽いうちにケアをすれば治りも早いものです。肩こり、首こり解消は内臓疾患の予防にもなります。東洋医学が勧める「未病を治す」の実践にもなることでしょう。

施術にあたって

まず、肩を上げ下げする、肩を前後にまわす、顔を左右にまわす（首の旋回）などして、肩や首のこりがあるかどうか確認してください。

施術の実際（図29～31）

①図に示す場所を順番に温めた熱鍼でチョンチョンと点状刺激してください。

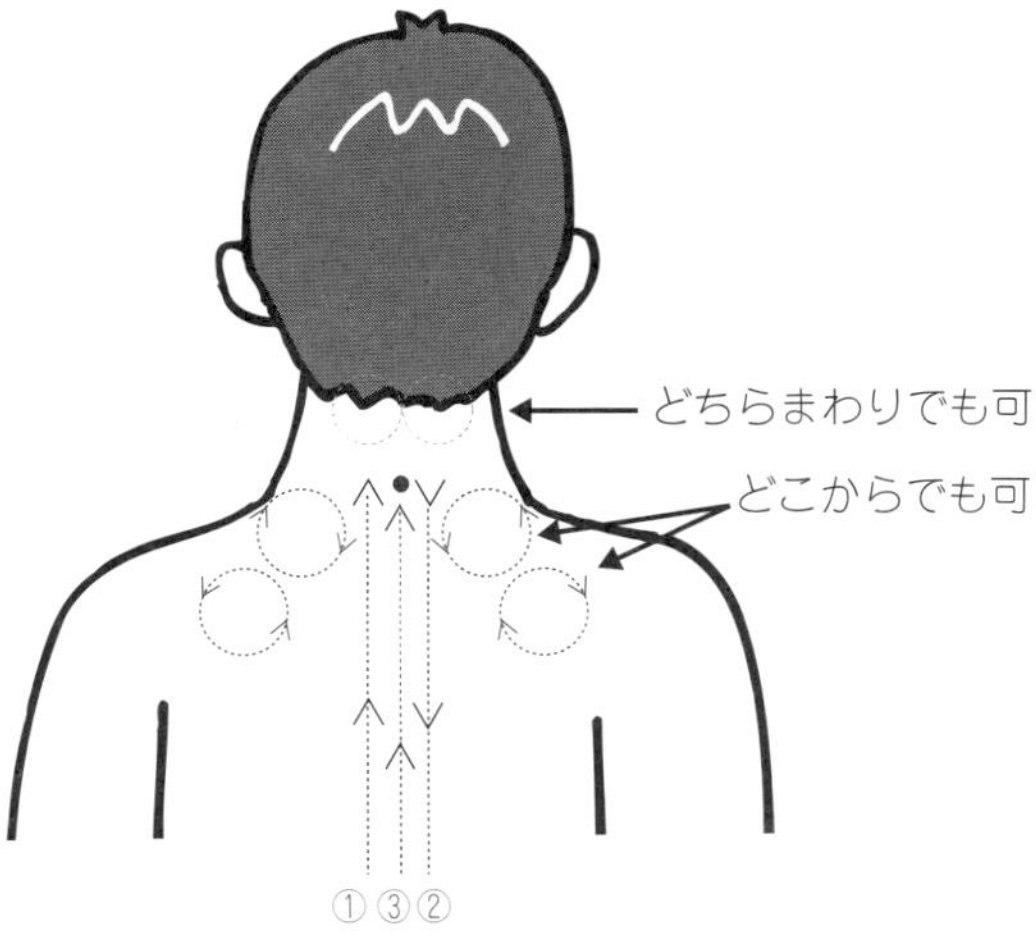

図29

②両足の４（肝帯）、10（腎帯）、９（脾帯）の順に、温めた熱鍼で面状刺激を行ってください。

③最後に肩の上げ下げ、肩を前後にまわす、顔を左右にまわす動作（首の旋回）を行い、施術後の変化を確認してください。

④足の基本療法と手の基本療法（38～40ページ参照）を行ってください。

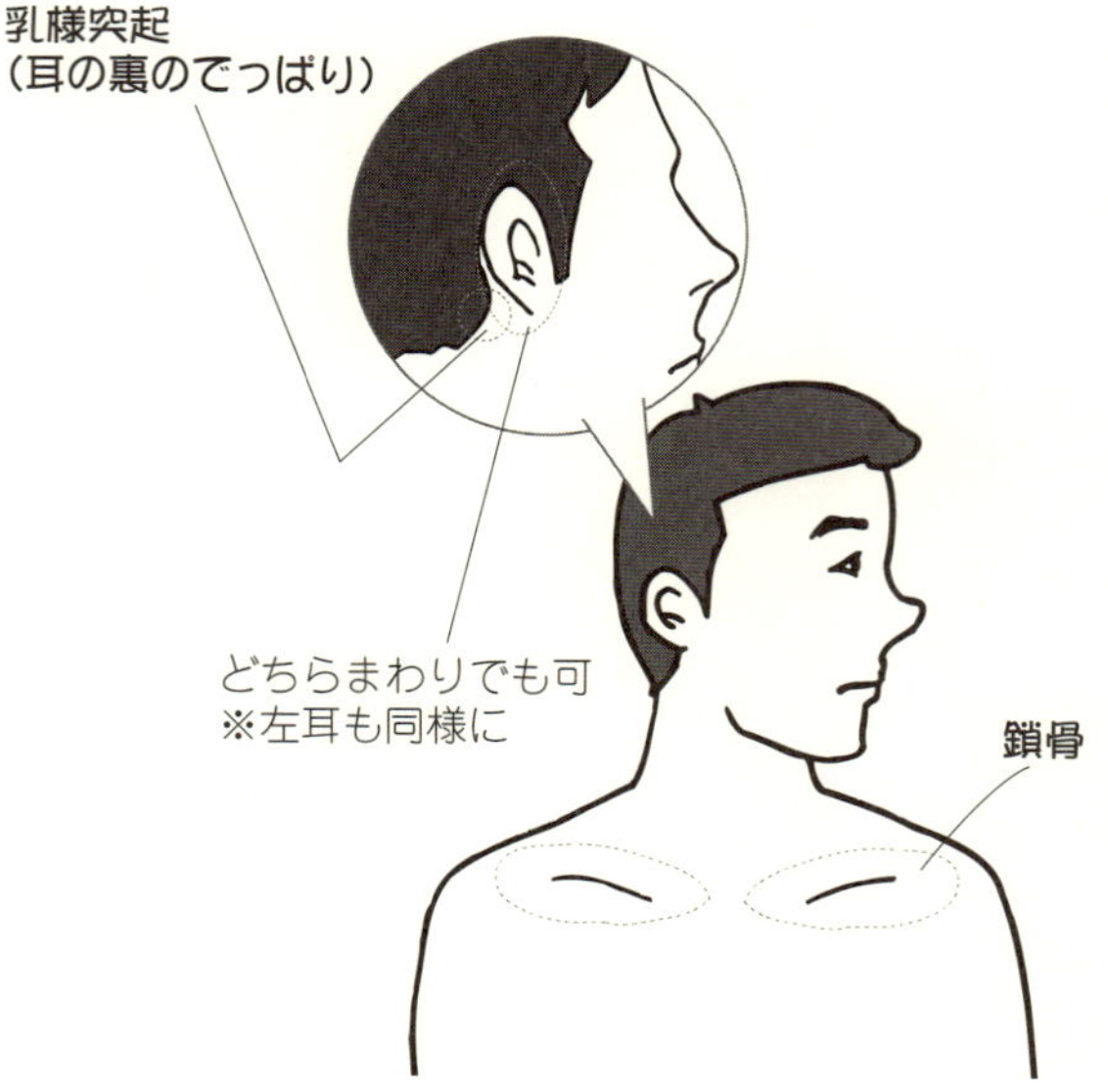

図30

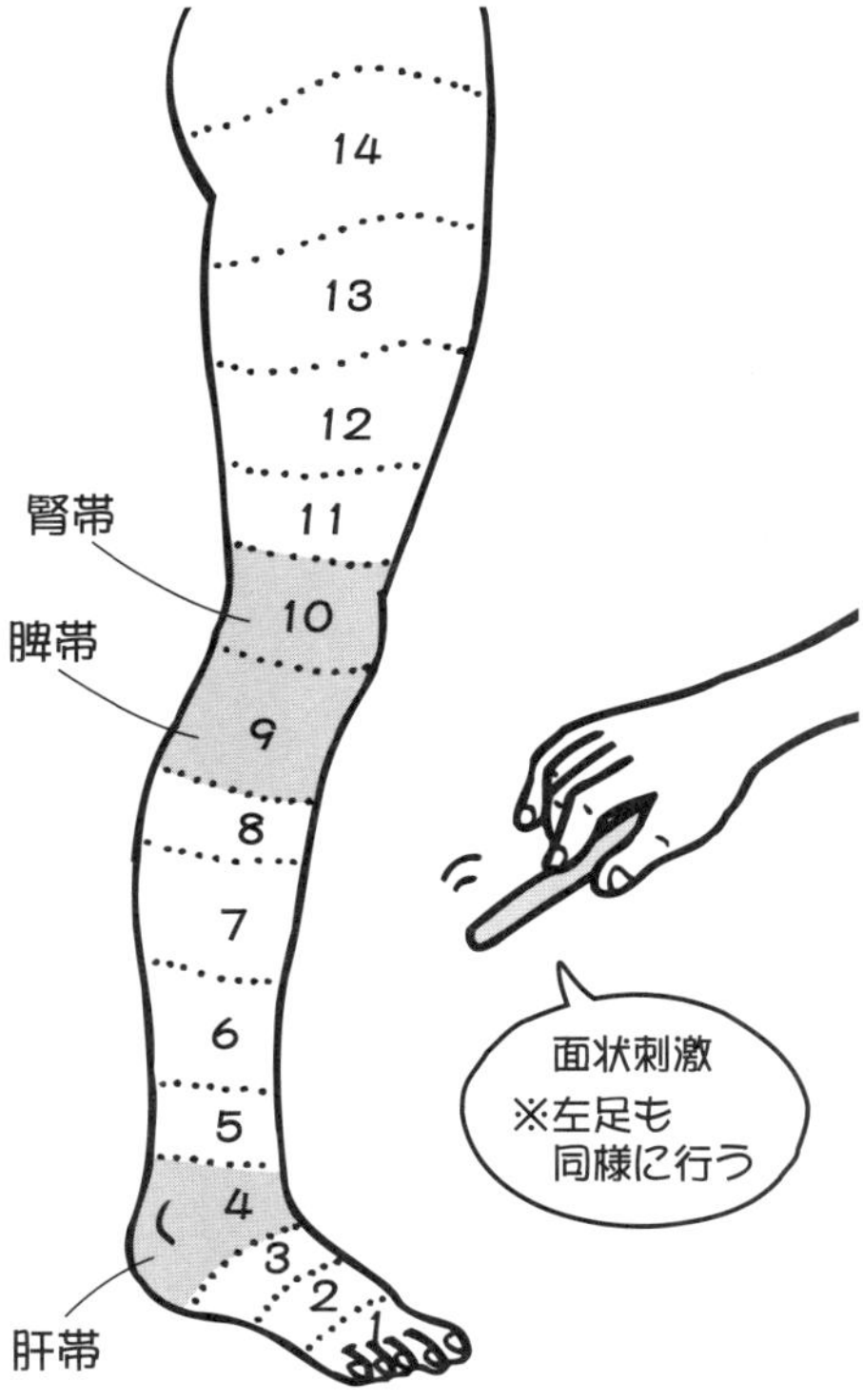
14
13
12
11
腎帯
10
脾帯
9
8
7
6
5
4
3
2
1
肝帯
面状刺激
※左足も
同様に行う

図31

腰痛

どんな病気

腰は二本足で立つ人のからだを支え、からだを曲げたり、倒したりするときも大きな役割を果たしています。そのため常に大きな負担を背負わされている部位で、一生に一度も腰痛にかからない人はいないといってもよいくらいです。

ひとくちに腰痛といっても、原因はさまざまです。椎間板の一部が突出する腰椎椎間板ヘルニア、筋肉や筋膜の変成に由来する筋筋膜性腰痛、骨の周りの筋肉が弱り、骨がズレる脊椎すべり症、高齢になると発症しやすい脊柱管狭窄、重力で骨がつぶれる圧迫骨折など、原因となる疾患は枚挙にいとまありません。

いずれも背骨（脊柱）のズレが関係しており、このズレを修正できれば、腰痛の多くは解消します。

背骨は椎骨という小さな骨が積み重なって構成されていますが、骨と骨はくっついているのではなく、筋肉によって結合されています。骨の中心は空洞になっていて、そこに脊髄神経が通っており、椎間孔から神経繊維が末梢神経として内臓とつながっています。

そのため、たとえ脊髄に異常がなくとも、内臓が弱まると、神経に緊張が伝わり、筋肉が萎縮します。すると椎骨と椎骨がズレ、椎間孔から出ている神経が圧迫されて、痛みを生じることもあります。

施術にあたって

熱鍼療法は痛みの原因となる脊髄のズレを修正することで、神経の圧迫を緩和し、痛みを取ります。しかし、内臓が弱って、筋肉が緊張している状態が続いていると、一度治っても、いずれ脊髄がズレ、痛みが再発しますので、内臓を丈夫にすることにも重点を置いています。

東洋医学では腰痛と関係の深い内臓は、肝、腎、脾と考えていますので、それらのエネルギーを高めます。さらに患部の骨と筋肉の結合部の腱への刺激を行い、緊張している筋肉をゆるめ、骨の位置を元に戻して神経の圧迫を改善し、痛みを緩和します。

施術の実際（図32）

①両足の4（肝帯）を温めた熱鍼で面状刺激してください。
②両足の9（脾帯）を温めた熱鍼で面状刺激してください。
③両足の10（腎帯）を温めた熱鍼で面状刺激してください。
④患部の骨と筋肉の結合部を温めた熱鍼で点状刺激してください。
⑤脊柱・骨盤の基本療法（40ページ参照）を行ってください。
⑥尾骨、仙骨、腸骨の骨際に点状刺激を行ってください。
⑦足の基本療法と手の基本療法（38〜40ページ参照）を行ってください。

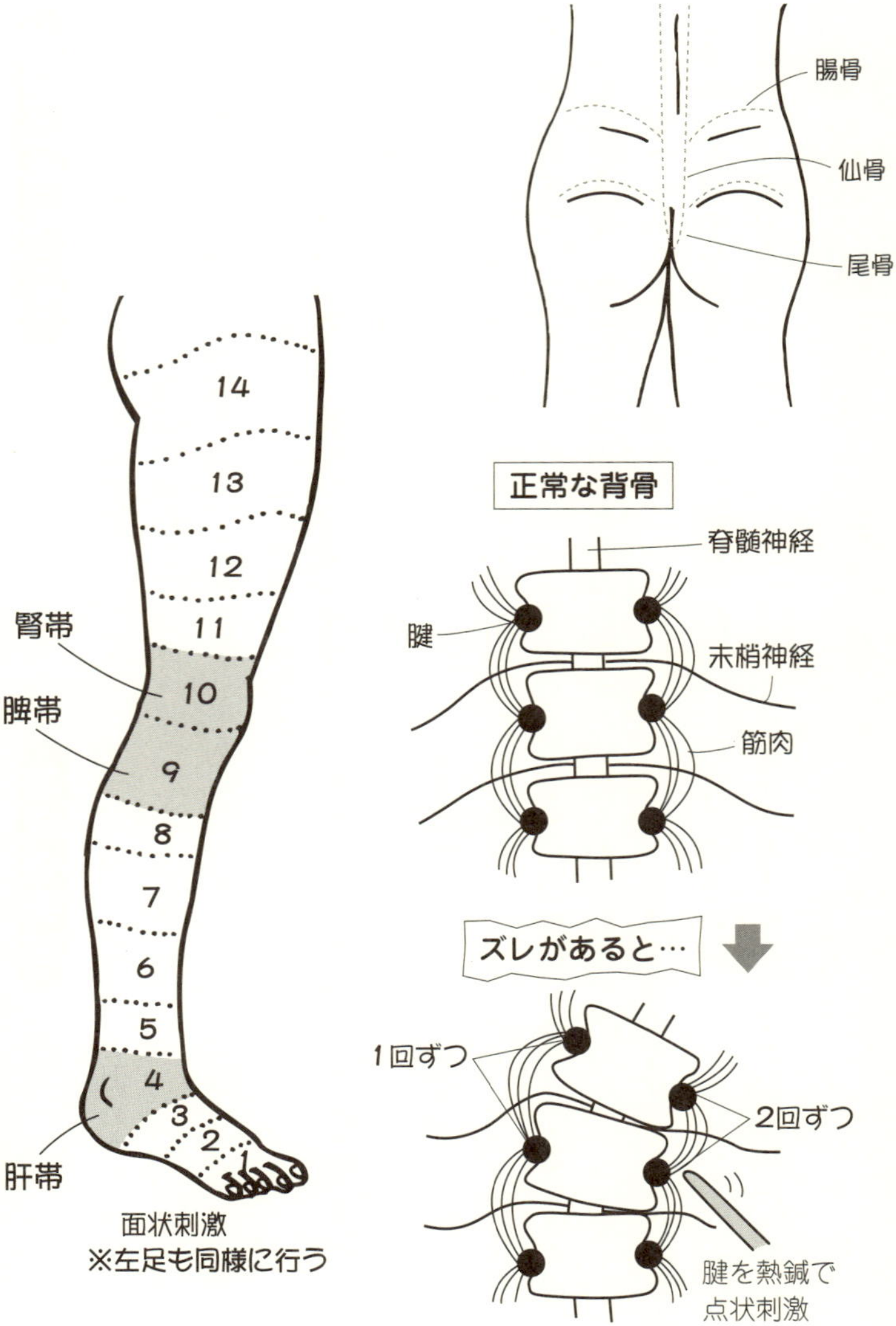
腸骨
仙骨
尾骨
14
13
12
11
10
9
8
7
6
5
4
3
2
1
腎帯
脾帯
肝帯
面状刺激
※左足も同様に行う
正常な背骨
脊髄神経
腱
末梢神経
筋肉
ズレがあると…
1回ずつ
2回ずつ
腱を熱鍼で
点状刺激

図32

変形性股関節症

どんな病気

股関節は骨盤と大腿部のつなぎ目で、骨盤側のおわんのようなくぼみに大腿骨がすっぽりはまり込んでいます。骨盤も大腿骨も関節軟骨というクッションのような役目をしている組織に覆われていて、骨と骨が直接ぶつかりあうことなく、関節がなめらかに動くようになっています。ところがこのクッションのような軟骨は加齢とともにすり減る傾向があり、こうなると股関節を動かすと痛みが出るようになります。

生まれつき先天性股関節脱臼のように股関節に問題のある人がなりやすい疾患です。

初めは運動したあとや長時間歩いたあとに痛みが出るだけですが、症状が進んでくると、動き出すときにも痛みを感じるようになります。さらに症状が進むと、動くたびに痛みを感じるようになり、そして、最終的には安静にしているときや、夜、寝ている間にも痛むようになります。

症状が進んだり、股関節に水がたまるようになると、かがんで靴下がはけない、階段を上れない、歩くと痛むなど日常生活が困難になって、歩くときは片足を引きずって歩くようになります。

痛むときは無理して動かさず、安静にして、痛みが出る行為は避け、股関節への負荷を軽減させます。

なお股関節には常に体重の3～10倍の負荷がかかりますので、体重のコントロールも大切です。肥満気味の人は、体重を減らすようにしましょう。

筋肉の保持も非常に大事です。股関節の筋肉のストレッチなどの筋力トレーニングをしましょう。

以上のような保存療法で改善が見られず、痛みのために日常生活にも支障が出る場合には手術をします。

施術にあたって

熱鍼療法は痛みをやわらげたり、筋力を増強させるのに役立ちます。毎日、行うようにしましょう。

施術の実際（図33、34）

①大腿骨の付け根の大転子の周りを温めた熱鍼で渦巻き状に点状刺激を行います。
②両足の4（肝帯）に温めた熱鍼で面状刺激を行います。
③両足の9（脾帯）に温めた熱鍼で面状刺激を行います。
④足の基本療法と手の基本療法（38～40ページ参照）を行ってください。

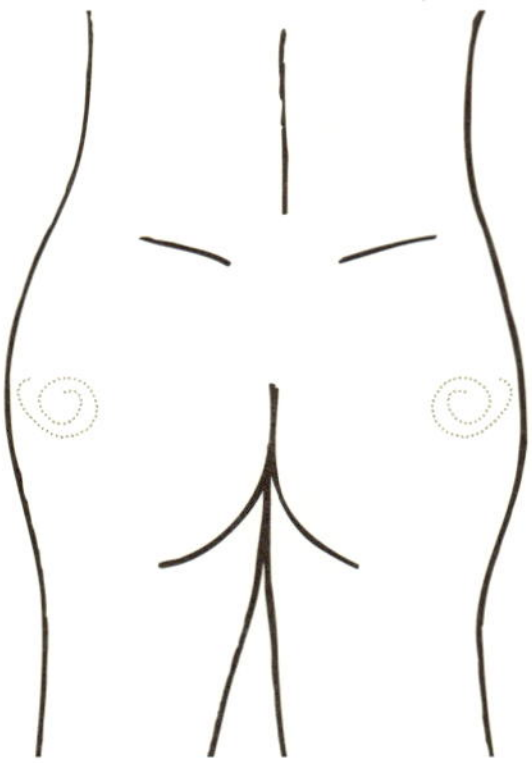

大腿骨の付け根の大転子の周りを点状刺激する

図33

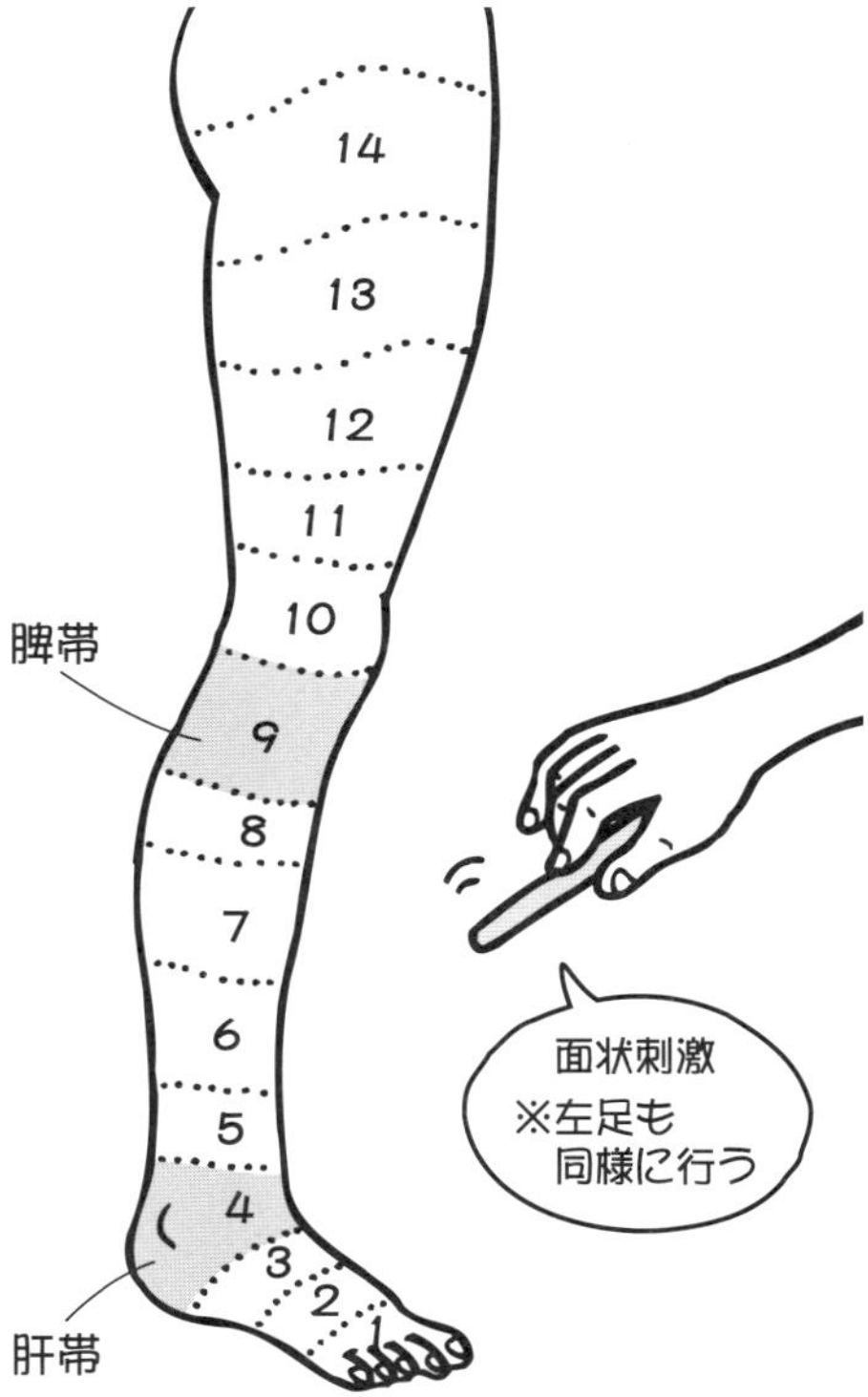
14
13
12
11
10
脾帯
9
8
7
6
5
4
3
2
1
肝帯
面状刺激
※左足も
同様に行う

図34

腱鞘炎

どんな病気

手首や指の腱を覆う筒状の腱鞘の炎症で、患部に激痛が走ります。腱のスムーズな動きが妨げられて痛むものです。代表的なものは手首に起こるドウケルバン腱鞘炎と、手の親指に多く見られるばね指です。

ドウケルバン腱鞘炎になると、手首をまわすだけで激痛が走ります。親指を中にして指を握り、手首を小指側に曲げて痛みが出る場合はドウケルバン腱鞘炎が疑われます。

テニスのし過ぎ、赤ちゃんを抱く子育て中の主婦、作家、イラストレーターなど手首を酷使する人や、パソコンの使用時間が長い人などがかかりやすい傾向があります。

ばね指はギター、ピアノなどの楽器をよく演奏する人や書く仕事が多い人などに起きやすいものです。関節を曲げるたびに、バキッツ、ブチッという音がします。

症状は初期は機敏に動かせない、指が腫ぼったい感じがして、押すと痛むくらいですが、次第に使っている間も痛んだり、使用後も痛むようになります。指が痛むために、ボタンつけができない、ぞうきんがしぼれないなど、日常生活の家事にも支障が出るようになり、最後には何もしなくても痛むようになります。

手を使ったとき、指が痛いと感じたら、原因となる動作をすぐにやめるようにして、患部を冷やしてください。しかし、手は使わずにすませることはなかなか困難です。どうしても使わなければならない場合には、テーピングなどで痛むところを固定すると、余分な力を使わずにすみます。

関節を使う前にウォーミングアップを行う、からだ全体の血行をよくするストレッチやウォーキングを行う、睡眠を十分にとることなどは予防になります。

施術にあたって

腱鞘炎は熱鍼療法が最も威力を発揮する疾患の一つです。細かく患部に行うのがこつです。また、重症なものや慢性的なものでも根気よく行ってみてください。

施術の実際（図35、36）

①痛む腱と骨の結合部に温めた熱鍼で点状刺激を行います。

②両足の4（肝帯）、6（胆帯）、9（脾帯）に温めた熱鍼で面状刺激を行います。

③足の基本療法と手の基本療法（38～40ページ参照）を行うと効果が上がります。

④さらに爪の生え際と指関節の前後を親指側1回、小指側2回、温めた熱鍼で点状刺激してください。手のひら側の指関節の前後も同様に行ってください。

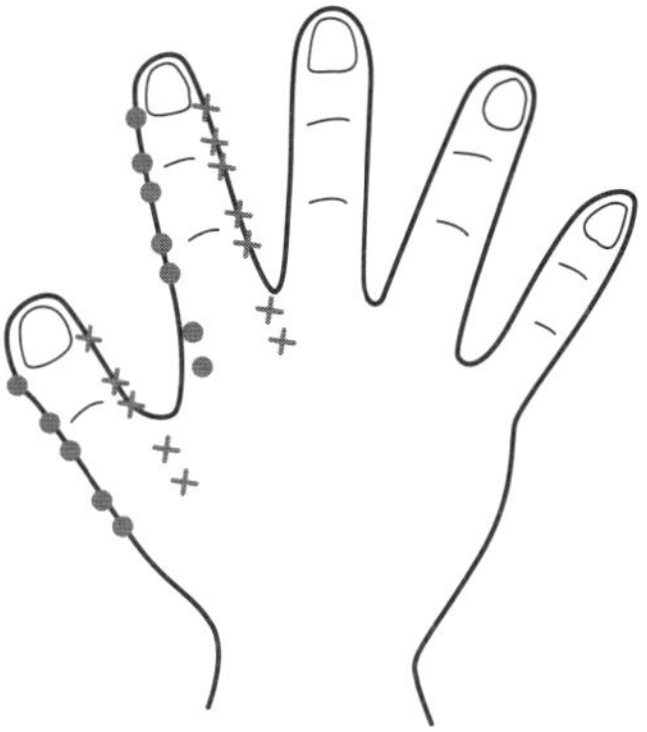

爪の生え際と指関節の前後を
親指側1回小指側2回点状刺激
痛みが出ている手の指すべてに行う

図35

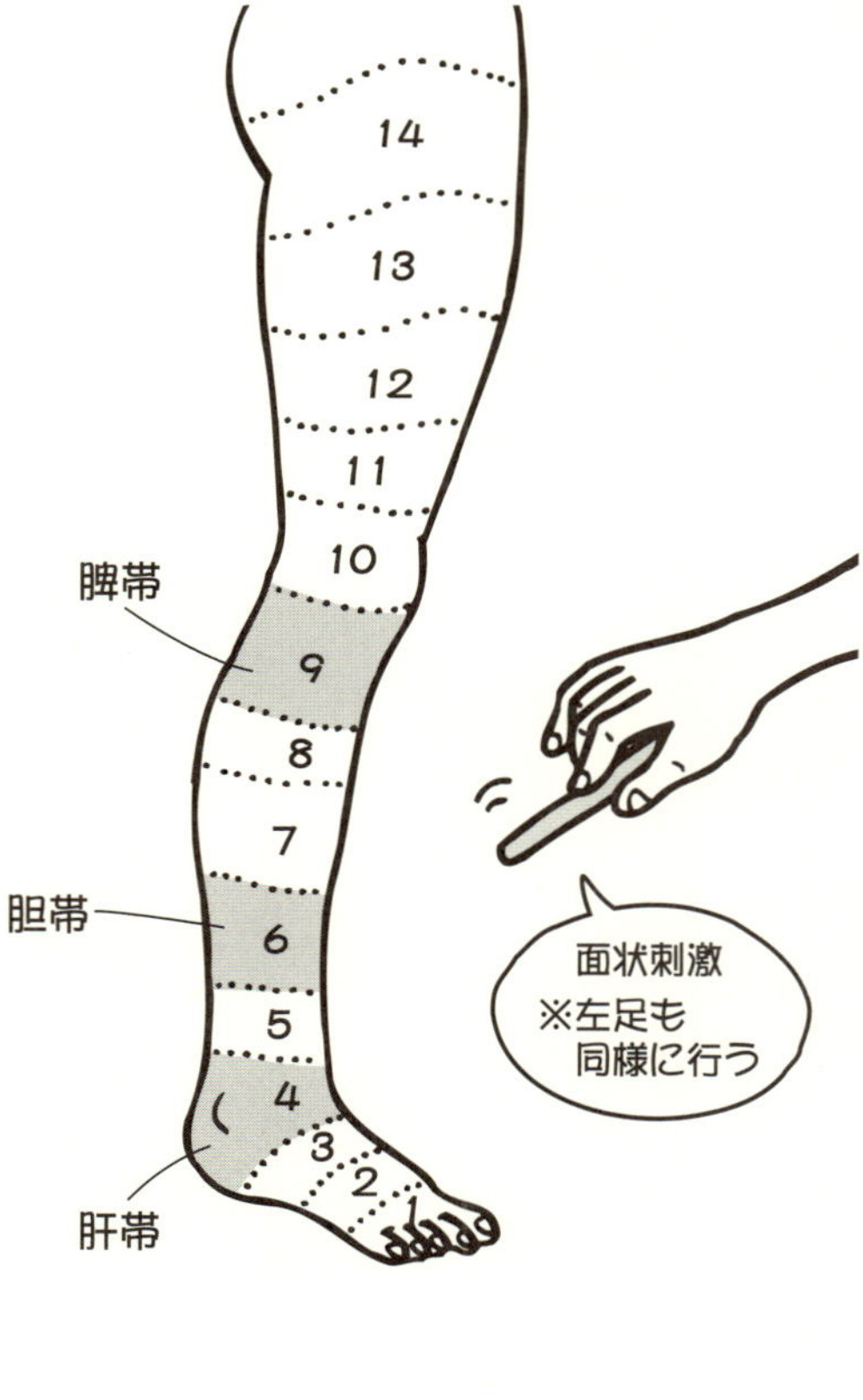

図36

手のこわばり・関節リウマチ

どんな病気

手首の関節が硬い感じがして、腫れぼったく、動かしにくくなるものです。関節の軟骨組織が加齢で減ったり、関節の周りの組織が変形し、痛みやこわばりが現れます。関節とその周辺の腱が炎症を起こしていることもあります。

関節リウマチは関節に慢性的な炎症が起こり、関節や骨に変形や痛みが生じる疾患です。30歳から50歳代くらいの女性に多く見られます。原因ははっきりわかっていませんが、自己免疫疾患の一つと考えられています。

全身の倦怠感、微熱、食欲不振が現れ、朝に手足のこわばりが見られます。だんだんこわばりを感じる時間が長くなり、関節の腫れや痛みがしょっちゅう起こるようになります。

関節の腫れと痛みは天候の影響を受けることが多く、暖かい晴れた日には症状は軽くなり、雨の日には悪化しやすくなる傾向があります。最終的には関節が変形して、筋力も低下します。

初期症状を見逃さないことが大切で、早めに治療を始める必要があります。初期はからだを冷やさないようにし、安静にします。

症状を悪化させないためには、保温性の高い脱ぎ着の楽な服を着て、歩きやすい靴をはきましょう。入浴や温泉でからだを温めるのもよく、熱鍼療法で関節を温めることも症状をやわらげます。

長時間同じ姿勢をしない、重いものを持たないなどのほか、からだを冷やす食べ物や消化の悪いものをとらないようにしましょう。

施術にあたって

熱鍼療法は血行をよくして、からだを温めるのに役立ちます。また、筋力をアップさせて症状をやわらげます。根気よく施術を行ってください。

施術の実際（腱鞘炎118ページ参照）

①痛む腱と骨の結合部に温めた熱鍼で点状刺激を行います。

②両足の４（肝帯）、６（胆帯）、９（脾帯）に温めた熱鍼で面状刺激を行います（腱鞘炎の図36参照）。

③足の基本療法と手の基本療法（39ページ参照）を行うと効果が上がります。

④さらに爪の生え際と指関節の前後を親指側１回、小指側２回、温めた熱鍼で点状刺激してください（腱鞘炎の図35参照）。

変形性膝関節症・ひざ痛

どんな病気

変形性膝関節症は、高齢者やスポーツ選手などに多く見られる疾患です。

変形性膝関節症は、関節を支える筋肉が弱る、関節の表面を覆っている軟骨がすり減り、関節の動きをなめらかに保っている関節液が減少するなどして炎症を起こし、変形する疾患です。

痛みは歩き始めや座って立ち上がるときなどに感じることが多く、ひどくなると正座できなくなります。関節に水がたまることもあります。加齢によるものは治るのに時間がかかります。

サッカーや陸上選手などもひざの痛みを起こすことが多いのですが、この場合の原因は鵞足《がそく》周囲のトラブルが多く見られます。鵞足とはひざの内側の三つの筋肉が向こうずね（脛骨）の上部とくっついている腱のことです。そこがガチョウの足の指が開いたような形をしているので、こう呼ばれています。

過度の運動によって、鵞足部分に過度の負担がかかり、炎症を起こします。この場合は足の内側に痛みが出ます。

施術にあたって

ひざ痛は内側の痛みを訴える方が多いため、治療はまず足の内側の脛骨とひざの関節の付け根にある鵞足あたりの治療を行い、次にとくに痛む箇所の治療を中心に行うようにします。

しかし、ひざ痛は加齢などによる筋肉の衰えが原因になることが多いのです。そのため、内臓の強化、とくに栄養分を消化する脾臓の刺激も同時に行うと、さらに効果的です。

施術の実際（図37）

①脛骨の付け根あたりの鵞足の周りを温めた

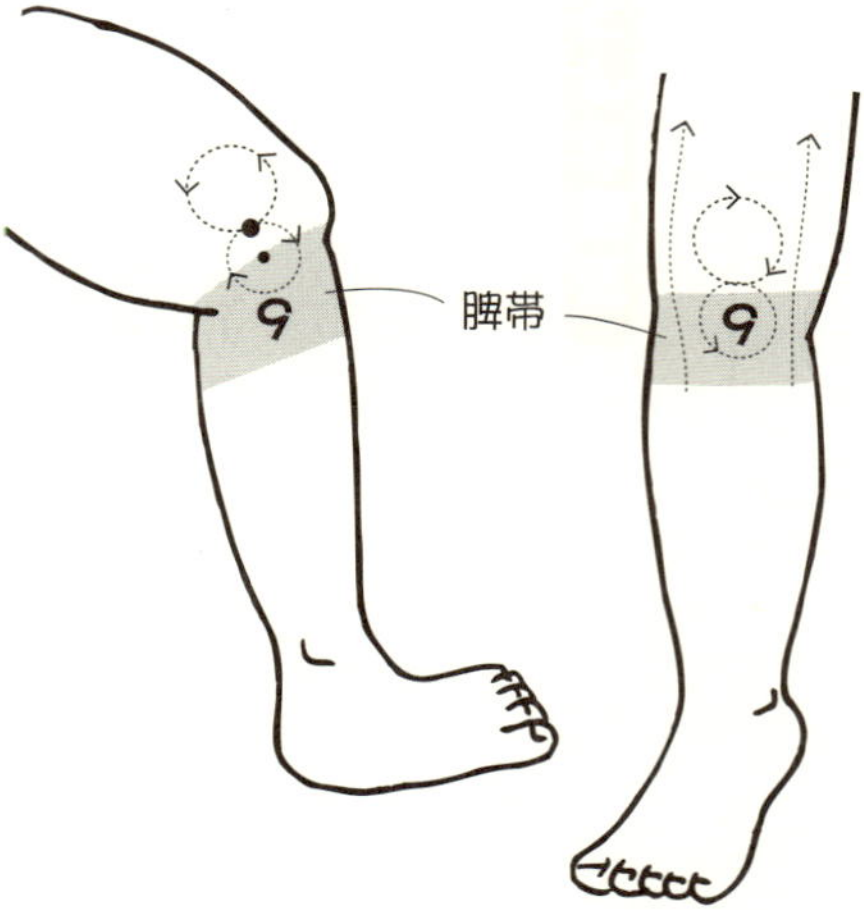

図37

熱鍼でチョンチョンとつつくように点状刺激してください。

②ひざ関節の内側中央の痛む部分を温めた熱鍼でチョンチョンとつつくように点状刺激してください。

③ひざのお皿の左右を下から上に温めた熱鍼でチョンチョンたどるように点状刺激してください。

④さらに、筋肉を丈夫にするために両足の9（脾帯）を温めた熱鍼で面状刺激してください。

⑤必ず腰の治療を行ってください（腰痛112ページ参照）。

⑥足の基本療法と手の基本療法（39ページ参照）を行うと効果が上がります。

骨粗鬆症

どんな病気

骨量が減って、すが入ったように骨の中がスカスカになり、わずかな衝撃でも骨折しやすくなる病気です。高齢者の増加とともに増えている疾患です。

この病気は、自覚症状はほとんどありません。背が丸くなる、身長が縮んだ感じがするくらいで気づかないことが多く、気づいたときには症状が進んでしまっています。

腰が曲がる、動作がぎこちない、おなかがすぐにいっぱいになる、息切れしやすいなどの症状がある場合には骨粗鬆症を疑いましょう。

骨密度が低くなると、背骨などは自分の体重だけでもつぶれてしまうことがあります。これが圧迫骨折です。高齢者の骨折は、寝たきりの原因となることが多いので注意しなければなりません。

骨密度は20歳前半でピークになり、50歳を過ぎると急に低下します。食事、運動、生活環境を整えることで、骨密度の低下を防ぎましょう。

食事はカルシウム、ビタミンD、Kを多く含む食品の摂取を心がけます。とくにカルシウムとビタミンDを一緒にとると腸管でのカルシウムの吸収率がよくなるので、なるべく一緒に摂取することを心がけてください。

カルシウムを多く含む食品は牛乳、小魚、小松菜、大豆など、ビタミンDを多く含む食品はウナギ、サンマ、シイタケ、キクラゲなど、ビタミンKを多く含む食品は納豆、ホウレンソウ、小松菜、ニラなどです。

骨にカルシウムをたくわえるためには、適度な運動も非常に大切です。駅ではエスカレーターに乗らずに階段を上り下りしたり、毎日、散歩などを行いましょう。

施術にあたって

熱鍼療法は痛みの原因となる脊髄のズレを修正することに重点をおきます。しかし、内臓が弱って、筋肉が緊張している状態が続いていると、一度治っても、いずれ脊髄がズレ、痛みが再発しますので、内臓を丈夫にすることにも重点を置いています。

施術の実際（図38）

①両足の10（腎帯）を温めた熱鍼で面状刺激してください。

②両足の9（脾帯）を温めた熱鍼で面状刺激してください。

③患部の骨と筋肉の結合部を温めた熱鍼でチョンチョンと点状刺激してください。

④足の基本療法と手の基本療法（38～40ページ参照）を行ってください。

⑤骨への栄養血管は小腸経が関わっているので両足の12（小腸帯）の刺激を加えておくとよいでしょう。

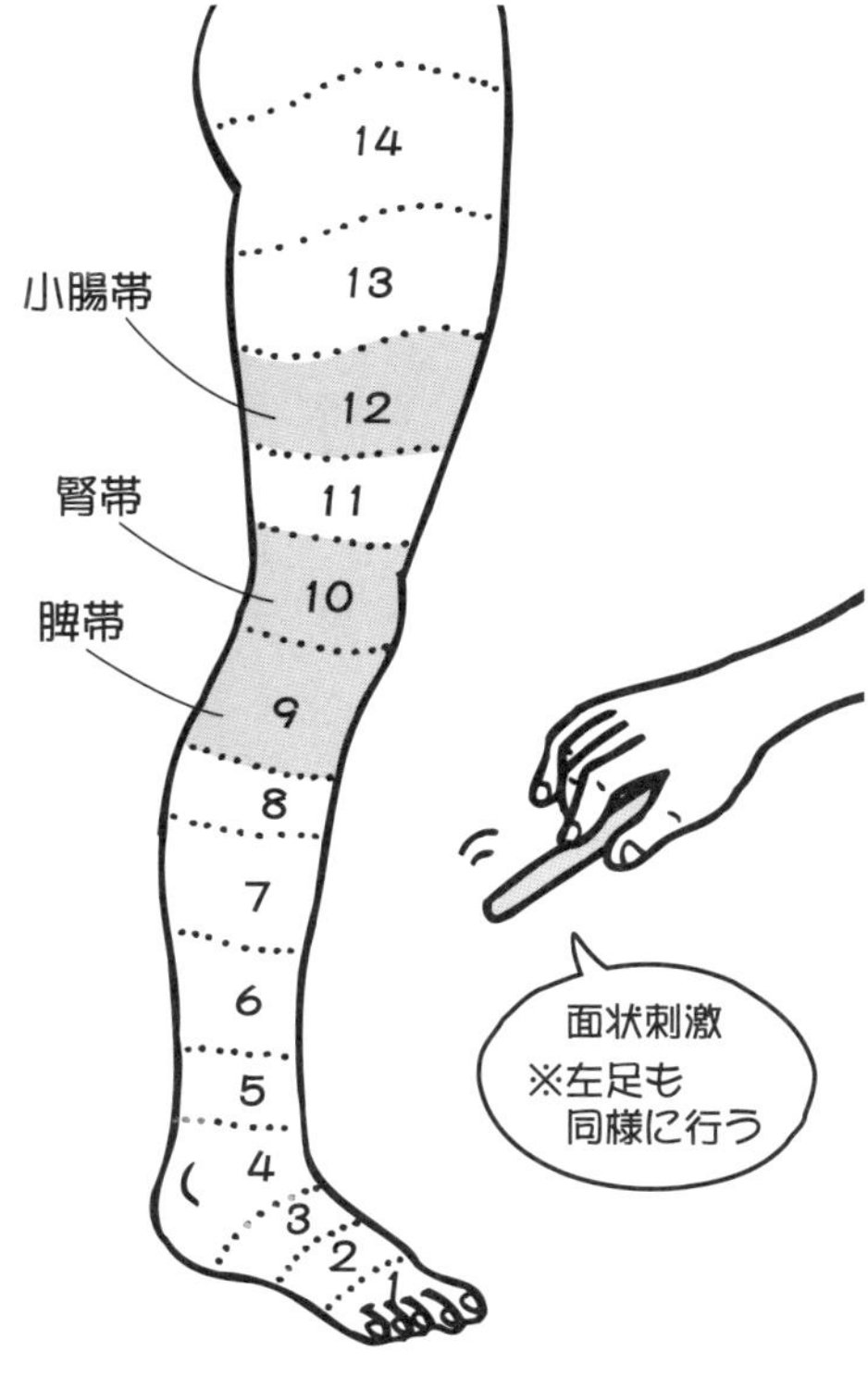
14
13
小腸帯
12
腎帯
11
10
脾帯
9
8
7
6
5
4
3
2
1
面状刺激
※左足も
同様に行う

図38

骨　折

どんな病気

健康な骨は骨折しにくいものですが、限度を超える力が加わった場合には骨は折れます。折れやすい骨は鎖骨、肋骨、指の骨、鼻の骨、尾骨、尺骨、脛骨などです。

骨折は、事故などによる外傷骨折、繰り返し同じ骨に外力が加わって起こる疲労骨折、骨肉腫など骨の病気による病的骨折に分けられます。

骨折すると、同時に痛み、内出血、腫れなどの症状が見られます。

痛みは強く、折れているかどうかわからないときには、そっと押してもひどく痛むので折れているかどうかわかります。

事故にあったわけでもないのに痛みが長期間続く場合には疲労骨折を疑ってみる必要があります。

骨折すると、骨の周辺の軟部組織も傷つき、多くの場合、出血します。出血量が多いとアザができます。はじめは赤黒くなっていますが、次第に黄色くなり、数週間で自然に消えていきます。

腫れを伴うのは、関節包靭帯内部の滑膜液が分泌されるためです。腫れは2～3週間続きます。

応急手当は安静にして患部を冷やし、副木を当てて、包帯や布で固定します。できれば患部を心臓より上に上げるとよいでしょう。肩や肘の場合は三角巾でつります。

そのあと、なるべく早く整形外科を受診し

てください。単純骨折で骨の位置のズレやねじれがなければそのまま固定します。骨の位置のズレやねじれがあれば、手術などで元の位置に戻してから固定します。

施術にあたって

骨折した当座は患部をギプスなどで固定されるため、施術は困難ですが、ギブスをはずしたあとの可動域の回復のためのリハビリに熱鍼療法は大変効果があります。

施術の実際（図39）

①両足の10（腎帯）を温めた熱鍼で面状刺激してください。

②両足の9（脾帯）を温めた熱鍼で面状刺激してください。

③患部の骨と筋肉の結合部を温めた熱鍼でチョンチョンと点状刺激してください。

④足の基本療法と手の基本療法（38〜40ページ参照）を行ってください。

⑤骨折をするとショックにより心の経絡が滞ります。心の経絡に異常が出ると回復が大変遅れますので、両足の3（心帯）にも温めた熱鍼で面状刺激を行っておくと大変効果的です。

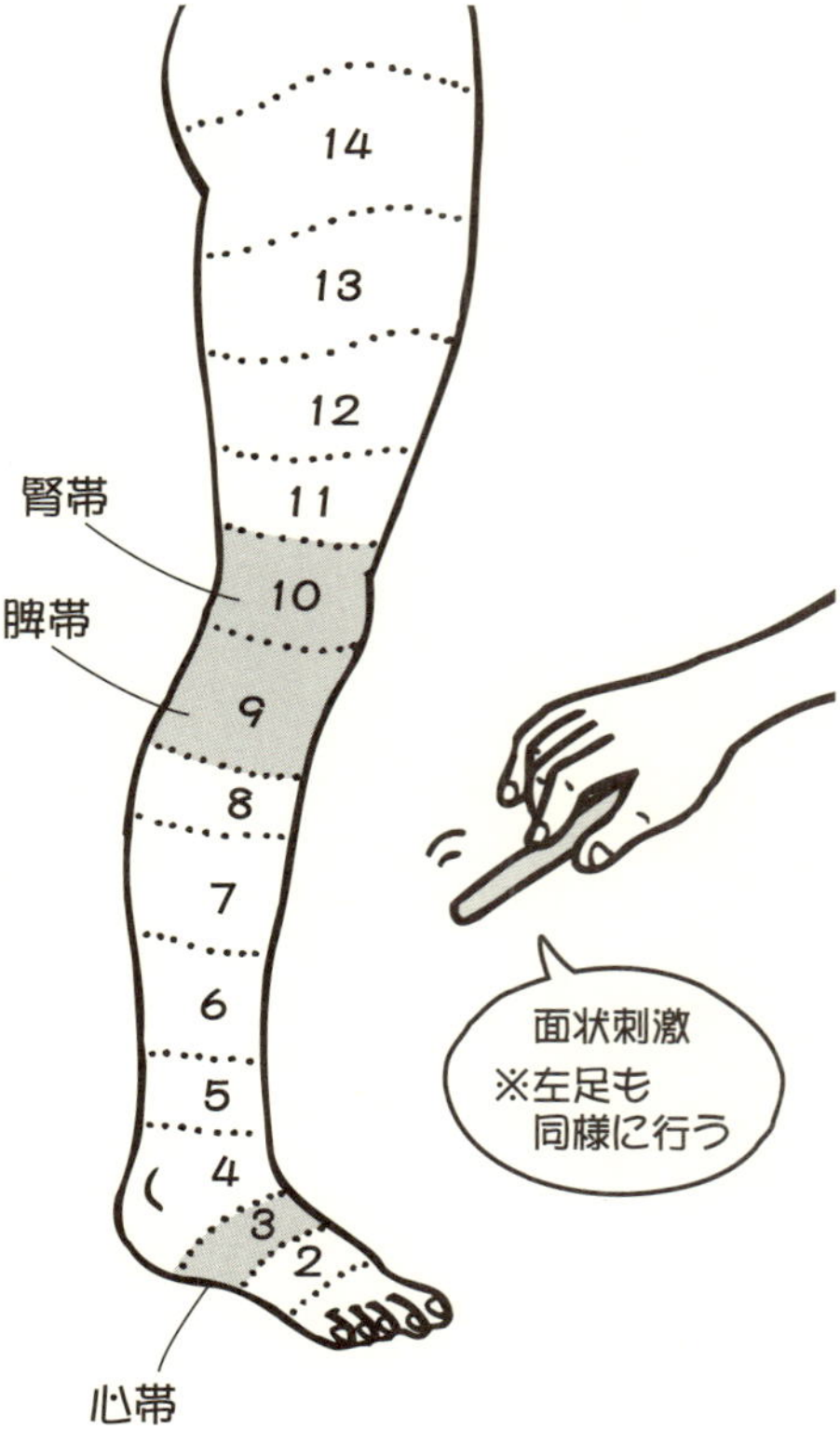
14
13
12
11
腎帯
10
脾帯
9
8
7
6
5
4
3
2
心帯
面状刺激
※左足も
同様に行う

図39

ねんざ

どんな病気

関節をねじるなどしたために、関節を構成している組織が損傷したものです。

関節は二つ以上の骨を靱帯や軟骨でつないでいますが、このような関節を支えたり、関節運動をなめらかにしている組織が傷つくため、関節の動作がしにくくなります。

ねんざの主な症状は、患部の腫れと痛みと内出血です。

腫れは関節包靱帯が損傷すると、内部の滑膜層が炎症を起こし、滑膜層から滑膜液が分泌してたまるために起こります。関節の腫れは関節の動きを制限するため、さまざまな動作がしにくくなったり、動かすと痛みを伴うようになります。ひどいときには関節軟骨が変形することもあります。

損傷のため、関節は本来の動きができず、動かす方向によっては痛みが出ます。

内出血は関節を構成する組織が傷ついているためで、しっかり固定しないと、いつまでも傷口が治らず、完治が遅れます。

応急手当は患部を安静に保ち、15分～30分程度冷やします。次にテーピングなどで患部を固定し、できれば患部を心臓より高く保ち、整形外科などで受診してください。

安静にしていれば約2週間で治ります。しかし、3～4週間は激しい運動はさせないようにします。そのあともしばらくは無理な運動はやめにして安静を保ちます。なぜなら組織が完全に再生されるには数ヵ月かかり、その間は再発しやすいからです。

きちんと治らないうちに治療をやめてしまったり、軽いねんざと考えて自己で勝手に治療すると、治ったと思われた箇所がちょっとしたときに痛むことになるので、注意しましょう。

施術にあたって

熱鍼療法は靱帯や腱の障害に対して抜群の威力を発揮します。
ねんざもその一つです。急性のものも慢性のものも効果があります。

施術の実際（図40）

①両足の4（肝帯）に温めた熱鍼で面状刺激を行います。
②両足の6（胆帯）に温めた熱鍼で面状刺激を行います。
③両足の9（脾帯）に温めた熱鍼で面状刺激を行います。
④患部の周りを温めた熱鍼で円形に点状刺激します。
⑤足の基本療法と手の基本療法（38〜40ページ参照）を行うと効果が上がります。

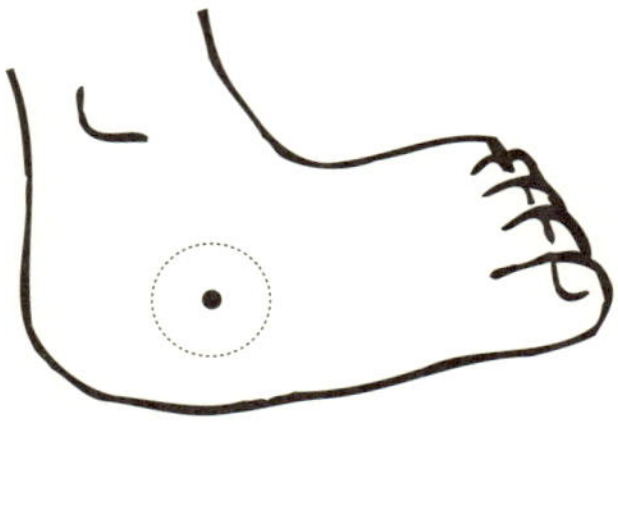

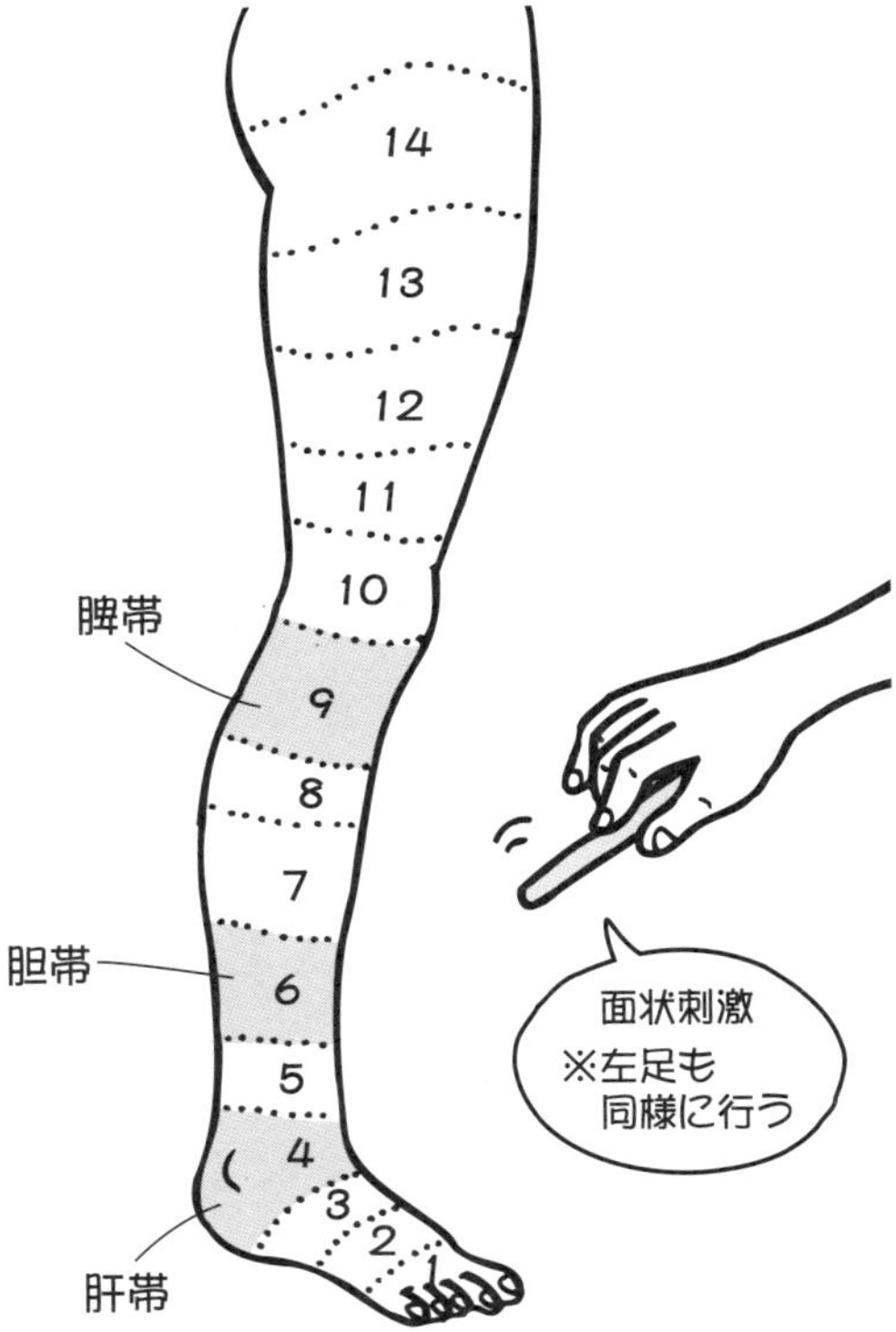
14
13
12
11
10
脾帯
9
8
7
胆帯
6
5
4
3
2
1
肝帯
面状刺激
※左足も
同様に行う

図40

⑦ 内分泌・代謝の病気・症状

糖尿病

どんな病気

血液中で糖分の割合が高くなる病気です。ご飯や麺類などの糖分を摂取すると、代謝によってからだの中でブドウ糖に変換され、エネルギーの元になります。ふつうは膵臓から分泌されるインスリンというホルモンの働きで、血糖値は一定に保たれています。

しかし、食べ過ぎ、飲み過ぎ、運動不足などによってインスリンの分泌が悪くなると、血糖値が高くなります。

また、老化で膵臓機能が低下したり、薬剤の副作用、遺伝なども関係することがあります。

日本では予備軍を含めると1400万人くらいが糖尿病患者か予備軍という罹患率の非常に高い疾患で、生活習慣病の一つです。

糖尿病がやっかいなのは、初期は自覚症状がほとんどないことです。次第にのどが異常に渇く、疲れやすい、食べているのにやせる、夜中に何度もトイレに起きる、尿の量が多いなどの症状が見られるようになります。

初期は症状がほとんどないため、健康診断やほかの病気で受診したときに発見されることが多いものです。

症状がないからといって治療を怠ったり、知らずに進行すると、こわい合併症を起こします。まずは脳卒中や心筋梗塞の元になる動脈硬化のリスクが増大します。

壊疽にもかかりやすくなります。糖尿病になると、痛みやかゆみの感覚が鈍くなり、壊疽の兆候に気づかず、ばい菌に感染したり、水虫などから簡単に壊疽に進行します。

さらに、糖尿病性腎症になりやすく、人工透析を受けなければならなくなることもあります。

初期は食事療法や運動療法で克服できます。もっとも大切なのは食事で、専門家の指導のもとカロリー制限を行ってください。

施術にあたって

食欲を整えるために脾経、胃経の刺激を行い、同時に腎経への施術も行います。

施術の実際（図41）

①両足の9（脾帯）、7（胃帯）、10（腎帯）に温めた熱鍼で面状刺激を行ってください。

②脊柱・骨盤の基本療法を行います（40ページ参照）。

③足の基本療法と手の基本療法（38～40ページ参照）を行ってください。

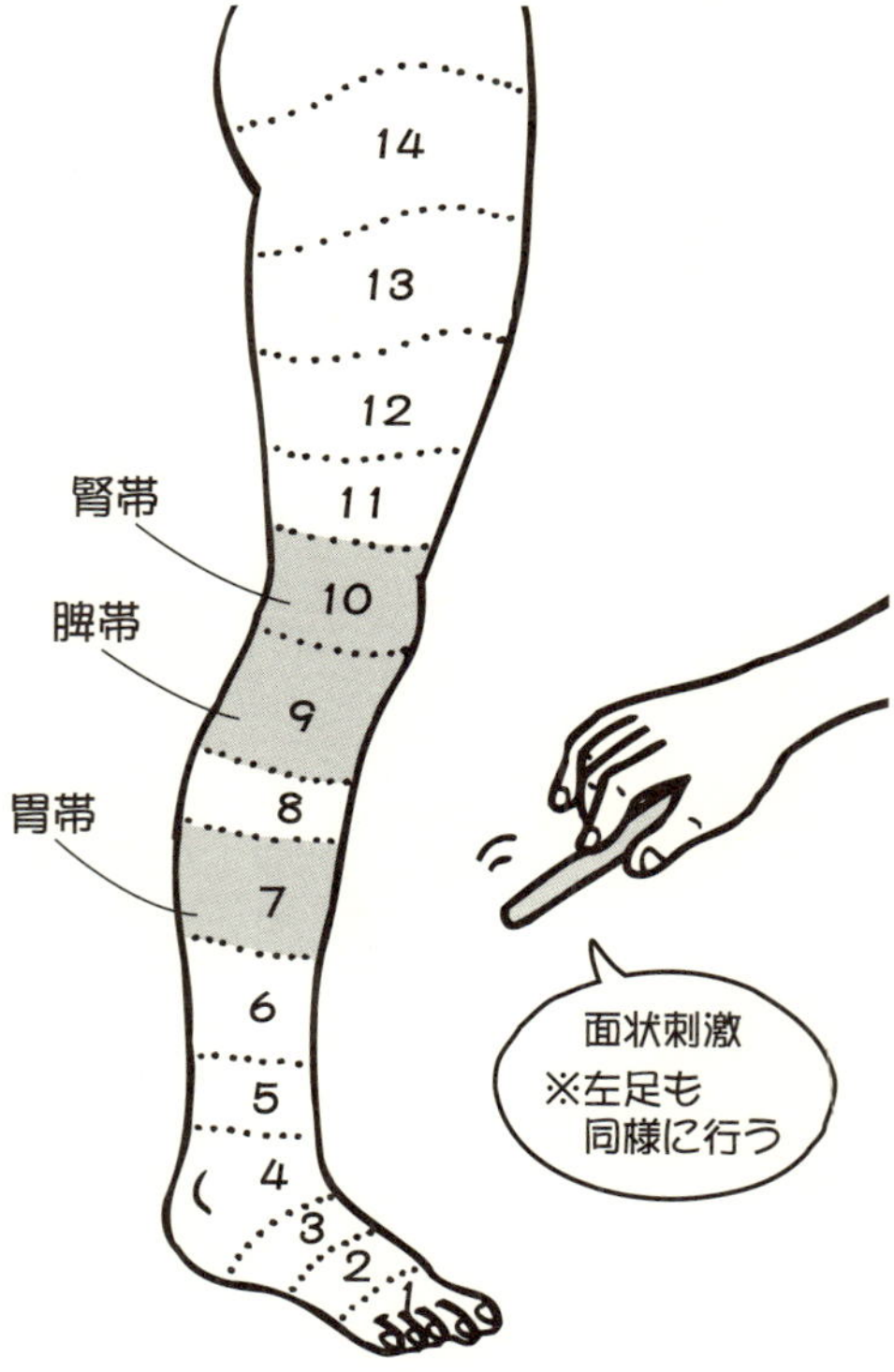
14
13
12
11
腎帯
10
脾帯
9
8
胃帯
7
6
5
4
3
2
1
面状刺激
※左足も
同様に行う

図41

高脂血症・痛風

どんな病気

高脂血症は血液中に溶けている脂質が高くなる病気です。一般に総コレステロール値が２２０mg以上、閉経後の女性では２４０mg以上が高脂血症と診断されます。

高脂血症になると、狭心症、心筋梗塞などの心臓病にかかる危険性が高くなります。なぜなら、高脂血症の状態が続くと、動脈の内壁にコレステロールが付着して、動脈の弾力がなくなり、内壁が狭くなってきます。すると血液が通りにくくなって、心筋梗塞や不整脈を引き起こす元となるのです。

原因は食事で、動物性食品に多く含まれる飽和脂肪酸コレステロールが血中の総コレステロール値を高くします。

軽症の場合は、食事を低コレステロール、低カロリーのものにして、肥満を解消させると改善します。

痛風はある日、突然、足の親指の付け根の関節が赤く腫れ、激痛が走る病気です。初めの発作はふつう1週間から10日で治まりますが、半年から1年でまた同様の発作が起こります。だんだん親指ばかりでなく、足首やひざの関節まで腫れ始め、内臓まで冒されるようになります。

発作の原因は尿酸という物質です。尿酸が血液中に異常に増えるとナトリウムと結合して尿酸塩をつくり、足の親指の関節の内側に沈着します。これをからだの防衛機能をつかさどる白血球が異物として攻撃を始めるのが発作です。尿酸塩は腎臓にたまりやすいので、注意しなければなりません。

予防は肥満を解消する、アルコールを控える、とくにプリン体の多いビールを控える、水分を積極的にとる、ストレスをためないなどです。

施術にあたって

肝臓、腎臓の機能を丈夫にして、代謝、排泄の機能を高めることを目標にします。高脂血症や痛風にかからないからだづくりに熱鍼療法は非常に役立ちます。

施術の実際 (図42)

①両足の4 (肝帯) に温めた熱鍼で面状刺激を行います。
②両足の10 (腎帯) に温めた熱鍼で面状刺激を行います。
③両足の9 (脾帯) に温めた熱鍼で面状刺激を行います。
③足の基本療法と手の基本療法 (38～40ページ参照) を行ってください。

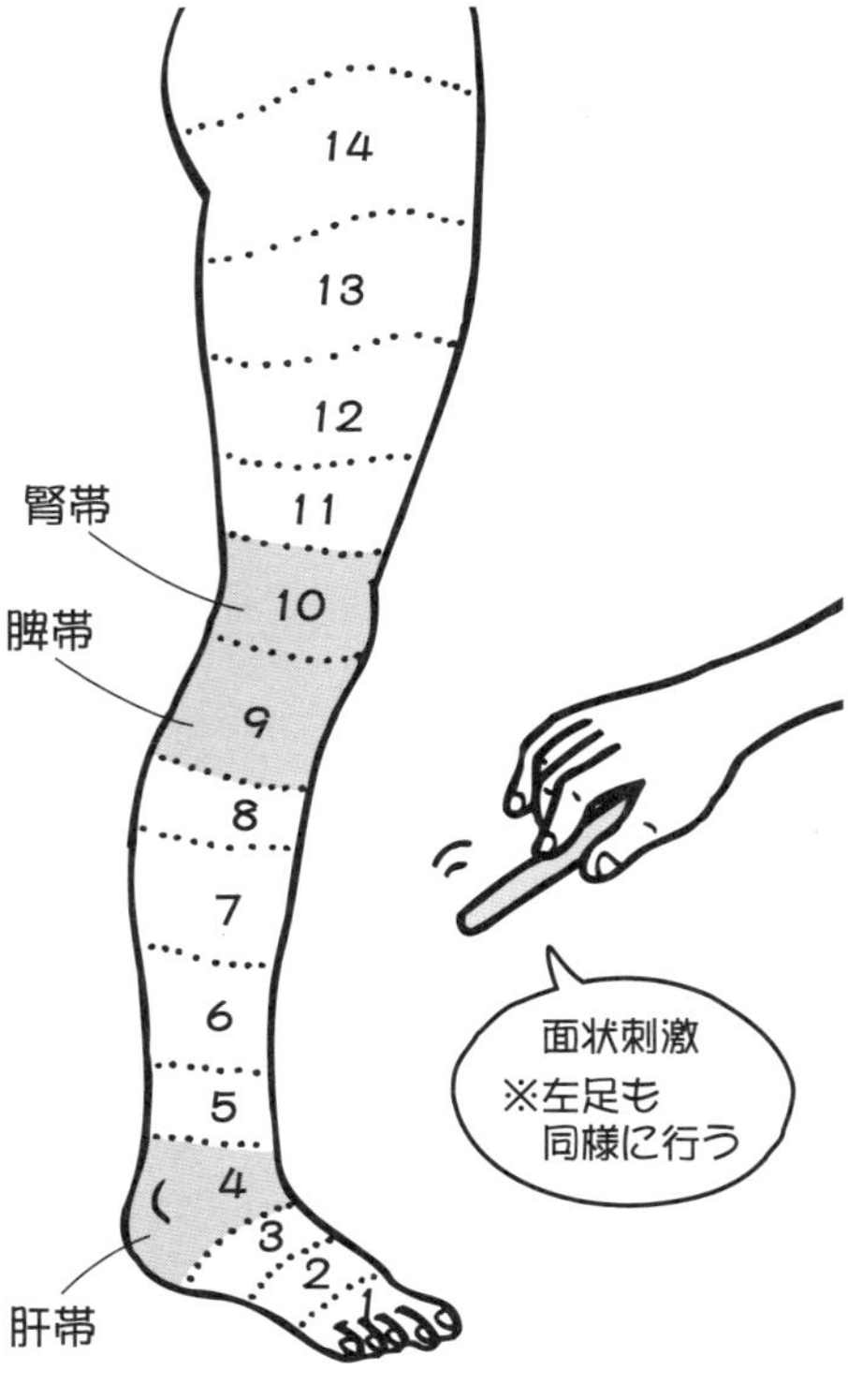
14
13
12
11
腎帯
10
脾帯
9
8
7
6
5
4
3
2
1
肝帯
面状刺激
※左足も
同様に行う

図42

甲状腺機能異常

どんな病気

甲状腺は首の前面にあって甲状腺ホルモンを分泌している小さな器官です。甲状腺ホルモンの役割はたんぱく質の合成を促進して、新陳代謝を活発にすることなどで、成長促進に欠かせないものです。

甲状腺機能異常には、甲状腺の機能が亢進し過ぎる甲状腺機能亢進症と、低下してしまう甲状腺機能低下症があります。いずれも自己免疫疾患の一つです。

甲状腺機能亢進症は甲状腺の活動が異常に活発になるもので、バセドウ病はこの一つです。若い人では動悸、甲状腺の腫れ、眼球の突出の三つの症状があると、甲状腺機能障害の疑いが強くなります。

高齢者の場合は体重減少くらいで、動悸や眼球突出が見られないことが多く、診断が遅れがちです。

そのほかの症状としては頻脈、食欲亢進、体重減少、多尿、多汗、高血糖、めまい、抜け毛、精神不安、ふるえのほか嘔吐、下痢などが見られることがあります。薬物による治療を行います。

甲状腺機能低下症は甲状腺ホルモンが不足する病気です。甲状腺ホルモンが不足すると、元気がなくなり、動脈硬化などの老化が早まります。

甲状腺は萎縮して小さくなり、コレステロールが増えるために動脈硬化が促進して、心筋梗塞や脳梗塞などにかかりやすくなります。からだはむくみ、心臓の周りに水がたまることもあります。

いずれの場合にも、海藻などヨードを含む食品のとり過ぎに注意し、規則正しい生活をすることが基本です。また、ストレスをうまく解消させ、適度な運動を続けることが症状の悪化を防ぎます。

施術にあたって

甲状腺機能亢進症や甲状腺機能低下症の場合、熱鍼療法では肝機能を丈夫にして、甲状腺の働きが正常化することを目指します。

甲状腺機能を安定させて、症状を悪化させない補助療法として非常に有効です。

施術の実際（図43）

①両足の４（肝帯）に温めた熱鍼で面状刺激を行います。

②両足の９（脾帯）に温めた熱鍼で面状刺激を行います。

③両足の３（心帯）に温めた熱鍼で面状刺激を行います。

④足の基本療法と手の基本療法（38～40ページ参照）を行ってください。

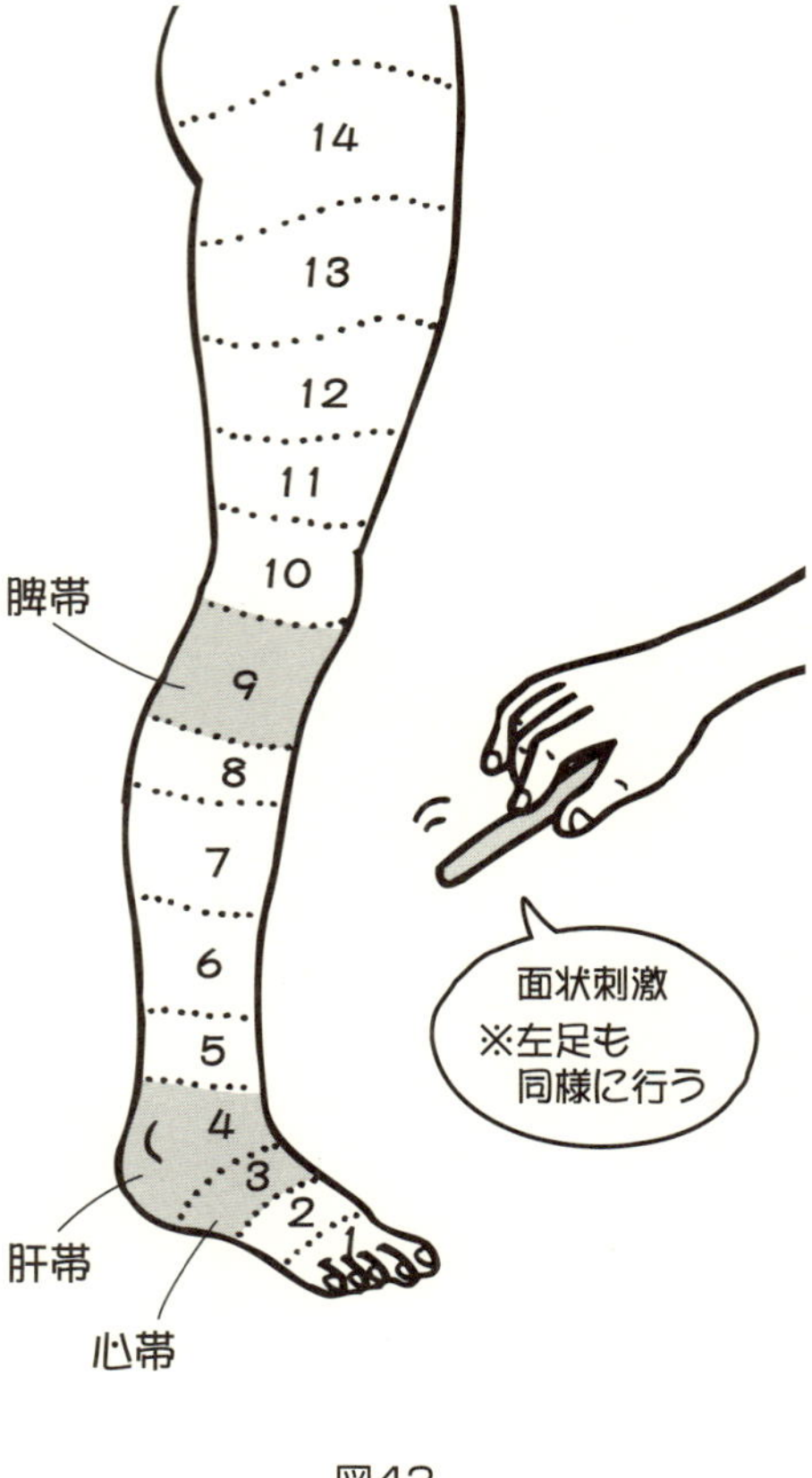
14
13
12
11
10
脾帯
9
8
7
6
5
4
3
2
1
肝帯
心帯
面状刺激
※左足も
同様に行う

図43

貧血

どんな病気

血液中の赤血球が減少する病気で、女性に多く見られます。赤血球は全身の細胞に酸素を送り込んでいるために、貧血になるとさまざまな症状が起こります。

よく見られるのは鉄欠乏性貧血で、貧血全体の70％を占めています。

1日の食事の鉄分摂取量は平均10㎎で、成長期にある男性や生理のある女性は18㎎くらいが目安です。

鉄欠乏性貧血の原因として多いのは慢性的な出血から起きているものです。慢性的な出血とは胃潰瘍、十二指腸潰瘍、大腸がん、女性の生理、子宮筋腫などがあげられます。

人間のからだには常に4gくらいの鉄分が蓄積されていますが、何かの原因で排泄される鉄分が摂取量を上回ると、まずは蓄積されている鉄分を消費していきます。この間は目立った症状は出ません。

しかし、蓄積されている鉄分がなくなると貧血の症状が出るようになります。

症状は、爪がスプーンのように反り返る、舌がつるつるになる、肌がカサカサになる、抜け毛が増える、口内炎を起こしやすくなる、食べ物が飲み込みにくくなるなどです。

貧血を改善させるには食生活を見直すことが一番大事です。レバー、牛モモ肉、カキ、シジミなど鉄分を多く含む食品を積極的に摂取するだけでなく、血液の元になる良質のたんぱく質や、鉄分の吸収を促す働きをするビタミン、ミネラル類も多く摂取できるようなバランスのよい食事を心がけます。

また、鉄分の多い食品をとると、便秘になりやすいため、食物繊維の多い食品も積極的にとりましょう。

施術にあたって

鉄分の吸収を促すには胃経、脾経を丈夫にすることを心がけます。熱鍼療法は貧血の予防には大変適した療法です。

施術の実際（図44）

①両足の９（脾帯）に温めた熱鍼で面状刺激を行います。
②両足の７（胃帯）に温めた熱鍼で面状刺激を行います。
③両足の10（腎帯）に温めた熱鍼で面状刺激を行います。
④脊柱・骨盤の基本療法（40ページ参照）を行います。
⑤足の基本療法と手の基本療法（38〜40ページ参照）を行ってください。

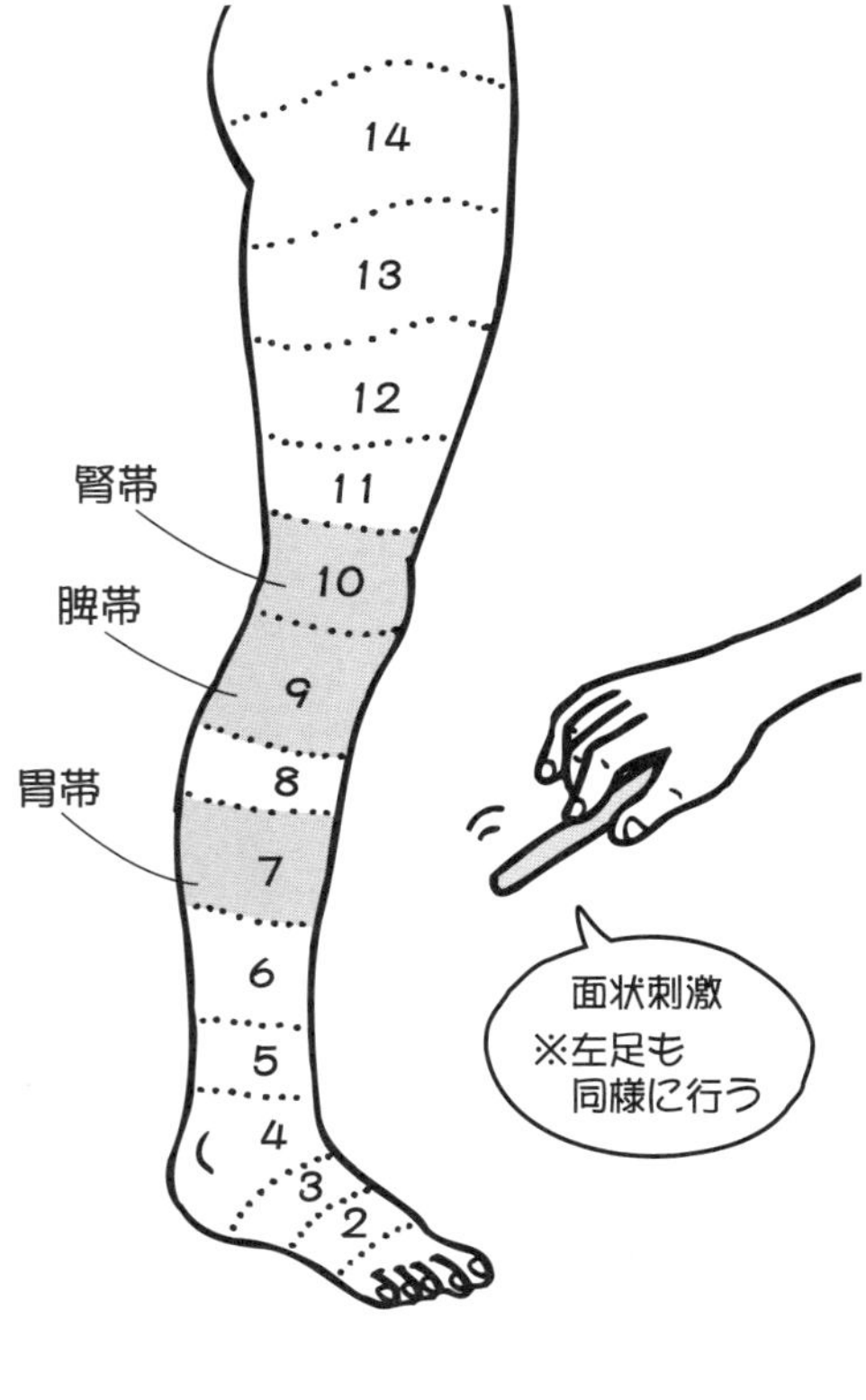

図44

❽ 耳・目・鼻・のどの病気・症状

中耳炎・外耳炎・内耳炎

どんな病気

中耳炎は風邪による鼻炎やのどの炎症が耳管を伝わって中耳に達し、中耳に炎症を起こす病気です。耳がひどく痛み、熱が出ます。痛みはかなり強く、夜、眠れなくなることもあります。

急性中耳炎は病気が進行すると、膿が内耳にたまり、その膿はやがて鼓膜を破って流れ出ます。こうなると熱は下がり、痛みも消えます。

しかし、中耳炎を何度も繰り返すと、鼓膜にあいた穴が閉じなくなる慢性中耳炎に移行する場合があります。こうなると、難聴なども起き、治癒まで時間がかかるようになるため、急性中耳炎にかかったときは、しっかり完治させることが大切です。

外耳炎は外耳道をかき過ぎたり、刺激し過ぎたりすることが原因で起こる外耳の炎症です。耳が痛み、頭や歯にも痛みが伝わります。痛みは中耳炎同様、夜、眠れなくなるほど痛むこともあります。耳の聞こえが悪くなり、耳鳴りが起こります。

膿が出始めたら、綿棒できれいにふきとるなど患部を清潔にするようつとめてください。

内耳炎は中耳炎が原因となったり、はしかやインフルエンザなどのウイルスが血管を介して、内耳に感染して起こります。

症状は耳鳴り、難聴、めまいなどですが、はしかウイルスが原因の難聴は予後が心配です。そのほかのウイルスによるものも聴力を回復させるのは大変です。

原因となりやすい疾患にかかったときは、早めに受診して、内耳炎を起こさないよう注意しましょう。

施術にあたって

基本的に耳の炎症は脾や胃の経絡に反応が出ます。また、化膿を伴うものは、肝の経絡に反応が出ます。そのため、これらの経絡を熱鍼で刺激する施術を行います。

熱鍼療法は炎症を取り去り、回復を早めるのに役立ちます。

施術の実際（図45）

①両足の9（脾帯）を温めた熱鍼で面状刺激してください。

②両足の7（胃帯）を温めた熱鍼で面状刺激

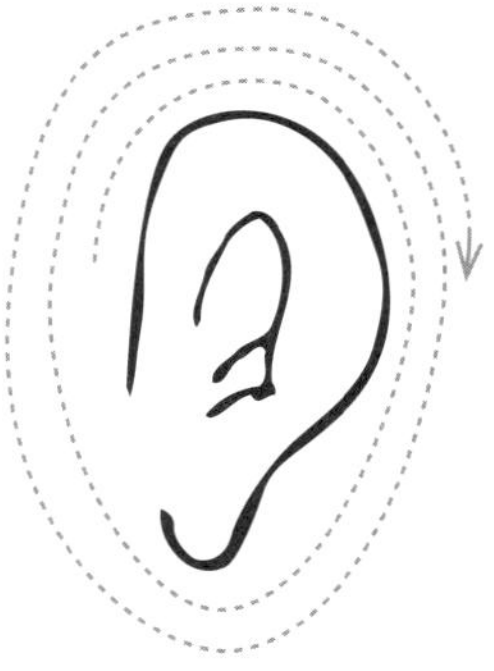

耳介の付け根を中心に
同心円状に2、3周点状刺激

してください。

③両足の４（肝帯）を温めた熱鍼で面状刺激してください。

④局所的には温めた熱鍼で、耳介の付け根を中心に同心円状に２、３周点状刺激します。

⑤足の基本療法と手の基本療法（38〜40ページ参照）を行ってください。

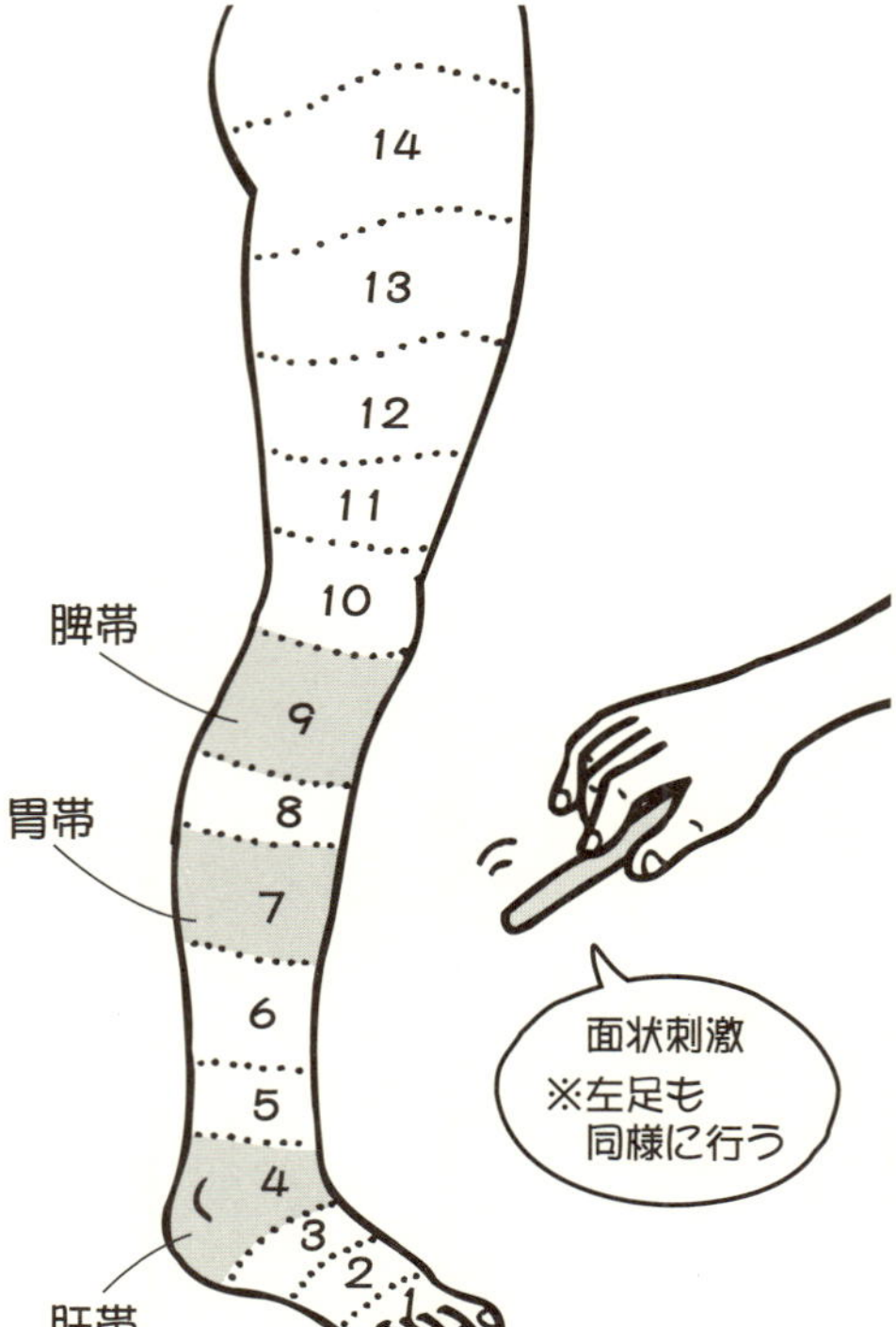

図45

難聴・突発性難聴

どんな病気

難聴は耳の聞こえが悪くなる病気です。音を感じる器官の経路のどこかに障害があると聴力が落ちます。大きくは外耳・中耳が原因の伝音難聴、内耳・聴神経や脳に原因のある感音難聴、この二つがまじった混合難聴に分けられます。

このほか、大きな騒音の中で仕事をしている人に起こりやすい騒音難聴があります。そのような職場で長時間仕事をしている人に見られる職業性難聴です。高齢者ほどなりやすい傾向があります。最近は若い人でも、イヤフォンで大きな音で音楽を常時聴いていることが原因で、騒音難聴になる人が増えています。

年をとると、だれでも耳の聞こえは悪くなっていきます。それは内耳や脳の感覚細胞や聴神経細胞が減少したり、働きが悪くなるからです。

突発性難聴は最近多く見られますが、原因は精神的な疲労などで、風邪などに引き続いて起こります。ほとんどは片方だけに起こります。

施術にあたって

聴力を強化するには腎経を、鼓膜に問題がある場合には脾経を、耳小骨、渦巻き管、聴神経などの伝音系の強化には肝経を丈夫にする施術を行います。

とくに突発性難聴はよく顎関節症を伴って

いることが多く、過去の奥歯の治療や親知らずが原因になっていることもあります。そのため顎関節の施術も欠かせません。

施術の実際 （図46、47）

①両足の10（腎帯）を温めた熱鍼で面状刺激してください。
②両足の9（脾帯）を温めた熱鍼で面状刺激してください。
③両足の4（肝帯）を温めた熱鍼で面状刺激してください。
④温めた熱鍼で耳介の付け根を中心に同心円状に2、3周点状刺激を行ってください。
⑤耳の前方で、口を開けるとへこむあたりを温めた熱鍼で点状刺激してください。
⑥足の基本療法と手の基本療法（38～40ページ参照）を行ってください。

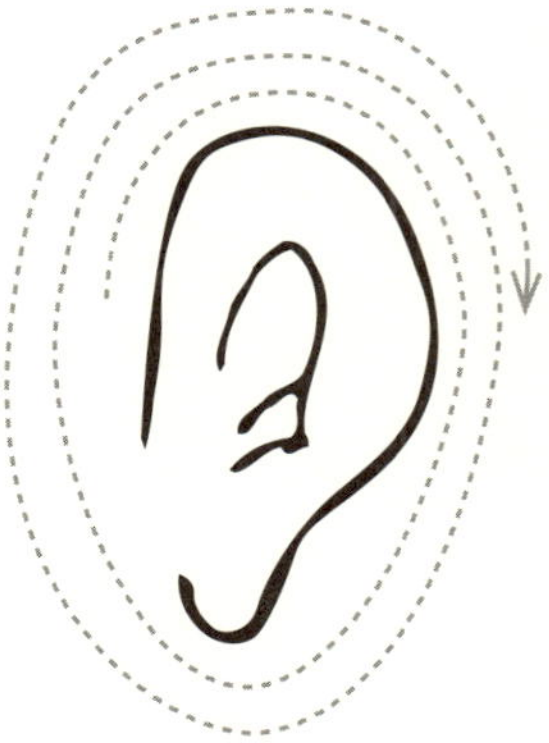

耳介の付け根を中心に
同心円状に2、3周点状刺激

図46

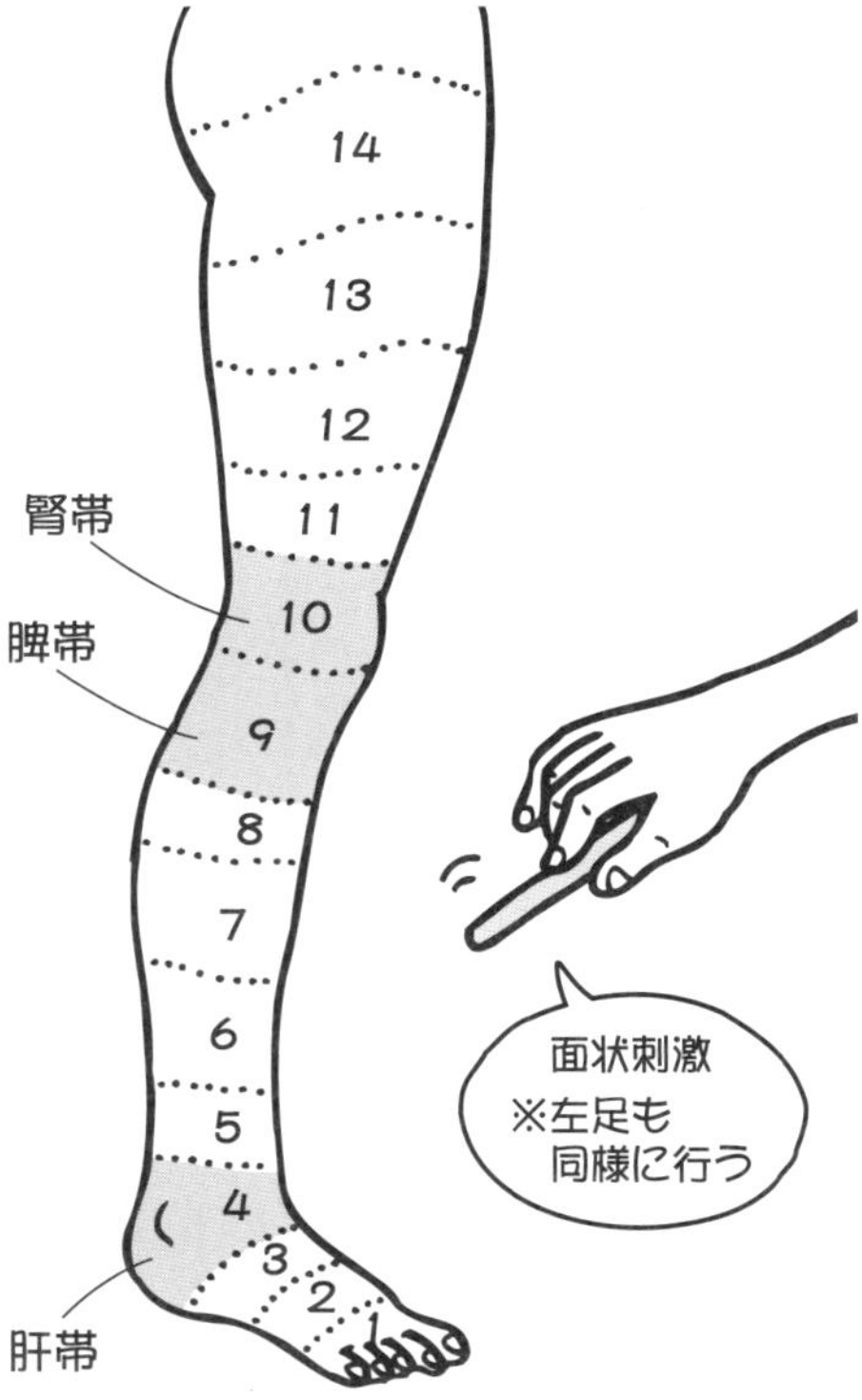
14
13
12
11
腎帯
10
脾帯
9
8
7
6
5
4
3
2
1
肝帯
面状刺激
※左足も
同様に行う

図47

耳鳴り

どんな病気

耳鳴りという症状は目に見えるものではなく、人に聞こえるものでもありません。そのため、経験のない人にはつらさをわかってもらえず、悩んでいる人も多くいます。

耳鳴りには健康な人にもある生理的耳鳴りと、病的耳鳴りがあります。

生理的耳鳴りは防音室や無音室などに入ったときや、夜間、周囲が静まったときに起こります。このようなものは聴覚の異常ではありません。

一方、病的耳鳴りは鼓膜や外耳道に異常がないのに音が聞こえるものです。聞こえる音はジンジン、ジージー、カンカン、キーンなどさまざまです。難聴、めまい、頭痛などを伴うこともあります。

内耳の炎症や損傷、水の滞留が原因と見られています。鼻炎などの炎症が耳管にまでおよぶと、中耳内の気圧と外気圧の通気が悪化し、外気と気圧の差が生じて、耳鳴りが起こることもあります。

また長年、騒音にさらされていると、聴覚神経が自発的に防御の態勢になり、脳に伝える信号が抑制されるために起こる耳鳴りもあります。

このほか、更年期障害、不安やストレス、貧血、片頭痛などでも耳鳴りは起こります。

しかし、病院の治療で完治する耳鳴りは全体の１割程度しかありません。大半の耳鳴りは原因不明だからです。

熱鍼療法でからだのバランスを正し、自律神経の働きを正常にして、耳鳴りを改善させましょう。

施術にあたって

基本的には前項同様の聴力に効く反応帯や、鼓膜、聴神経などに効果のある反応帯の施術を中心に行います。

施術の実際 （図48、49）

①両足の10（腎帯）を温めた熱鍼で面状刺激してください。

②両足の9（脾帯）を温めた熱鍼で面状刺激してください。

③両足の4（肝帯）を温めた熱鍼で面状刺激してください。

④温めた熱鍼で耳介の付け根を中心に同心円状に2、3周点状刺激してください。

⑤温めた熱鍼で耳の上部・側頭部を渦巻き状に2、3周、外からだんだん内側に縮める要領で点状刺激してください。

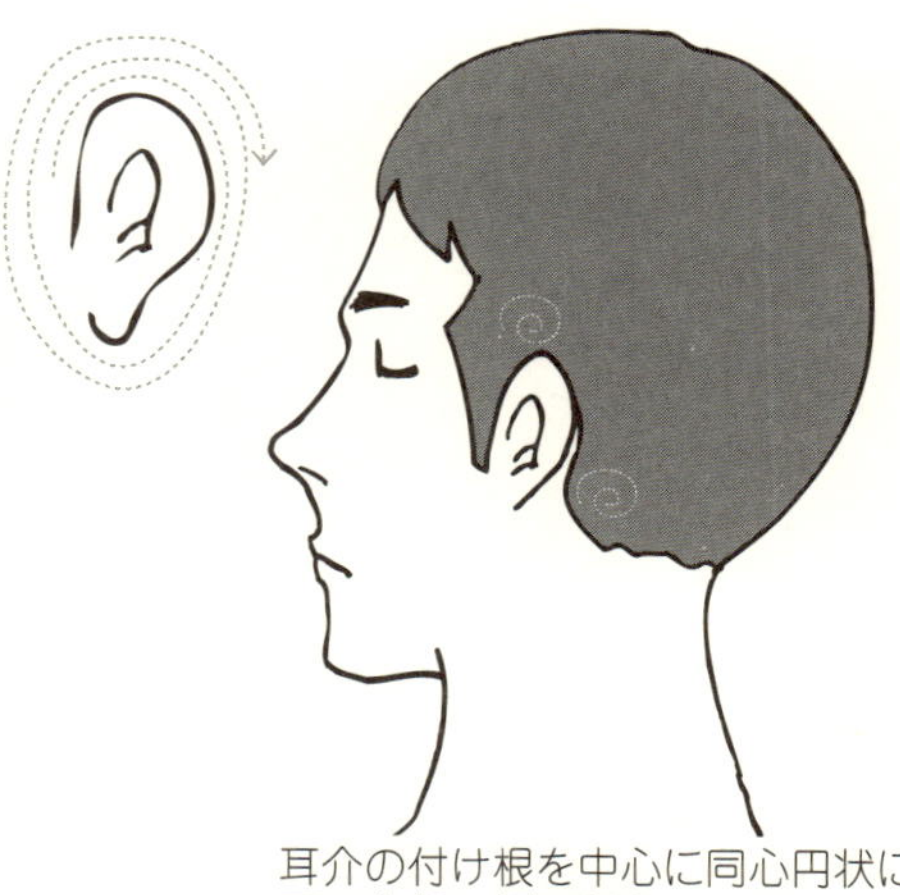

耳介の付け根を中心に同心円状に
耳の上部・側頭部を
渦巻き状に点状刺激する

図48

⑥足の基本療法と手の基本療法（38～40ページ参照）を行ってください。

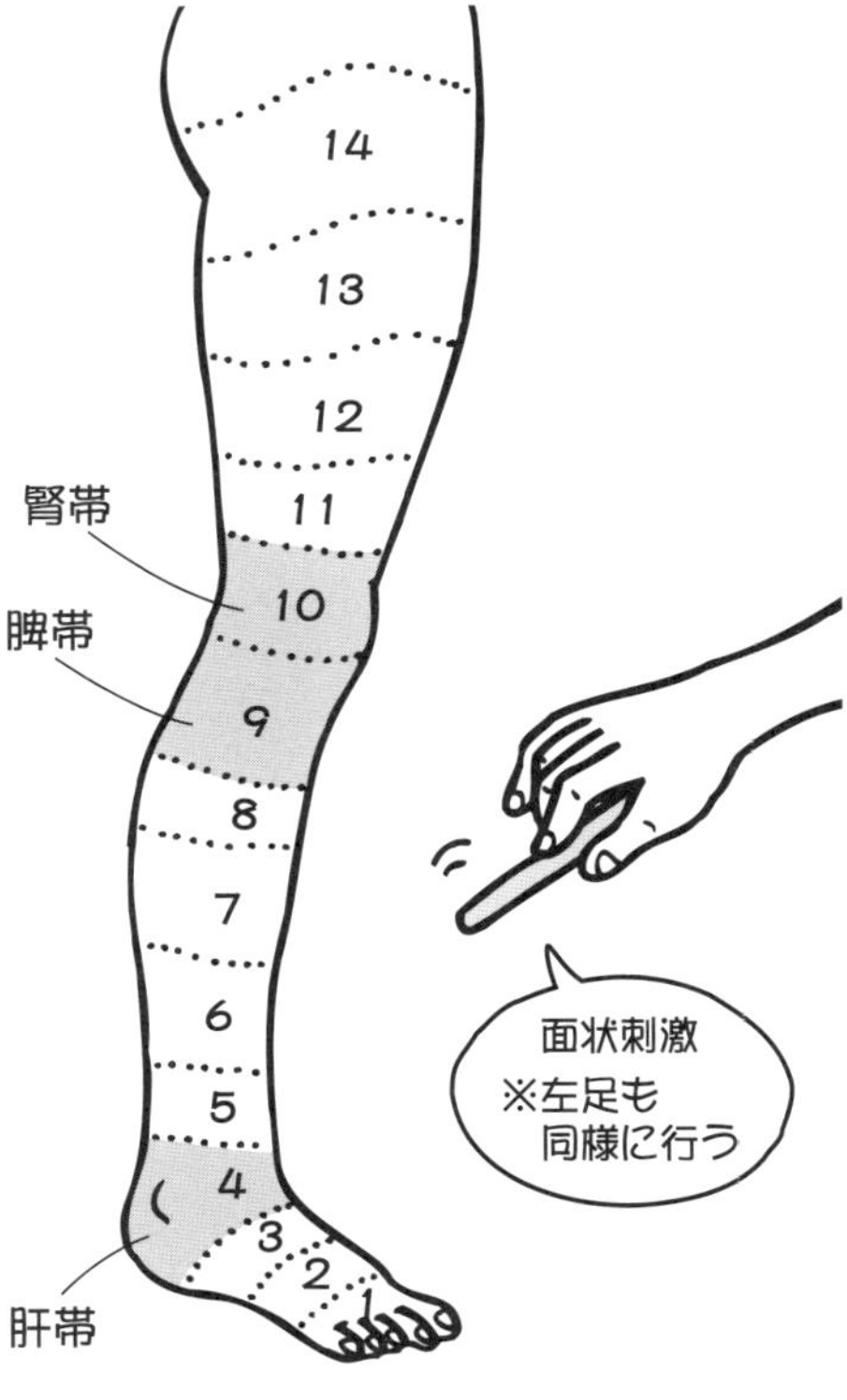

図49

めまい・メニエル症候群

どんな病気

めまいは平衡感覚をつかさどる耳の中にある三半規管などに異常があったり、脳に障害があると起こります。

耳の器官に血流障害やむくみが起こると、三半規管に異常が起き、グルグルと目がまわるようなめまいが起きます。脳の中の脳幹と呼ばれる部分に障害がある場合には、フワフワするようなめまいが起きます。

そのほか高血圧や低血圧で血圧に左右差が起こると、脳内の血流に乱れが生じ、めまいが起こります。

血流を調節しているのは交感神経ですが、交感神経の働きが悪くなってもめまいが起こります。ストレスや更年期障害で起こるめまいの多くは、自律神経の交感神経のアンバランスが原因です。

睡眠不足、過度の疲労なども自律神経の乱れの元になりますので、避けなければなりません。

メニエル症候群は内耳に何らかの原因でむくみなどが起こり、耳鳴りや難聴を伴ったグルグルと回転するようなめまいが起こる病気です。

しかし、なぜ内耳にむくみが起こるのかはわかっていません。ストレスや過労が引き金になることが多いものです。吐き気、冷や汗、血圧の変動、自律神経症状などを現すこともあります。

めまいはなかなか現代医療では根本治療がむずかしい疾患です。日頃から、ストレスを上手に解消させ、過労にならないように気をつけ、熱鍼療法による経絡刺激で自律神経を正常に保つことを心がけて、めまいを起こさないようにしましょう。

施術にあたって

からだの平衡感覚をつかさどる三半規管に異常がある場合には肝の反応帯を刺激します。まれに耳の前庭神経に異常があることがあります。その場合には脾経を刺激します。

施術の実際（図50）

①両足の４（肝帯）を温めた熱鍼で面状刺激してください。

②両足９（脾帯）を温めた熱鍼で面状刺激してください。

③温めた熱鍼で耳介の付け根を中心に同心円状に２、３周点状刺激してください。

④足の基本療法と手の基本療法（38～40ページ参照）を行ってください。

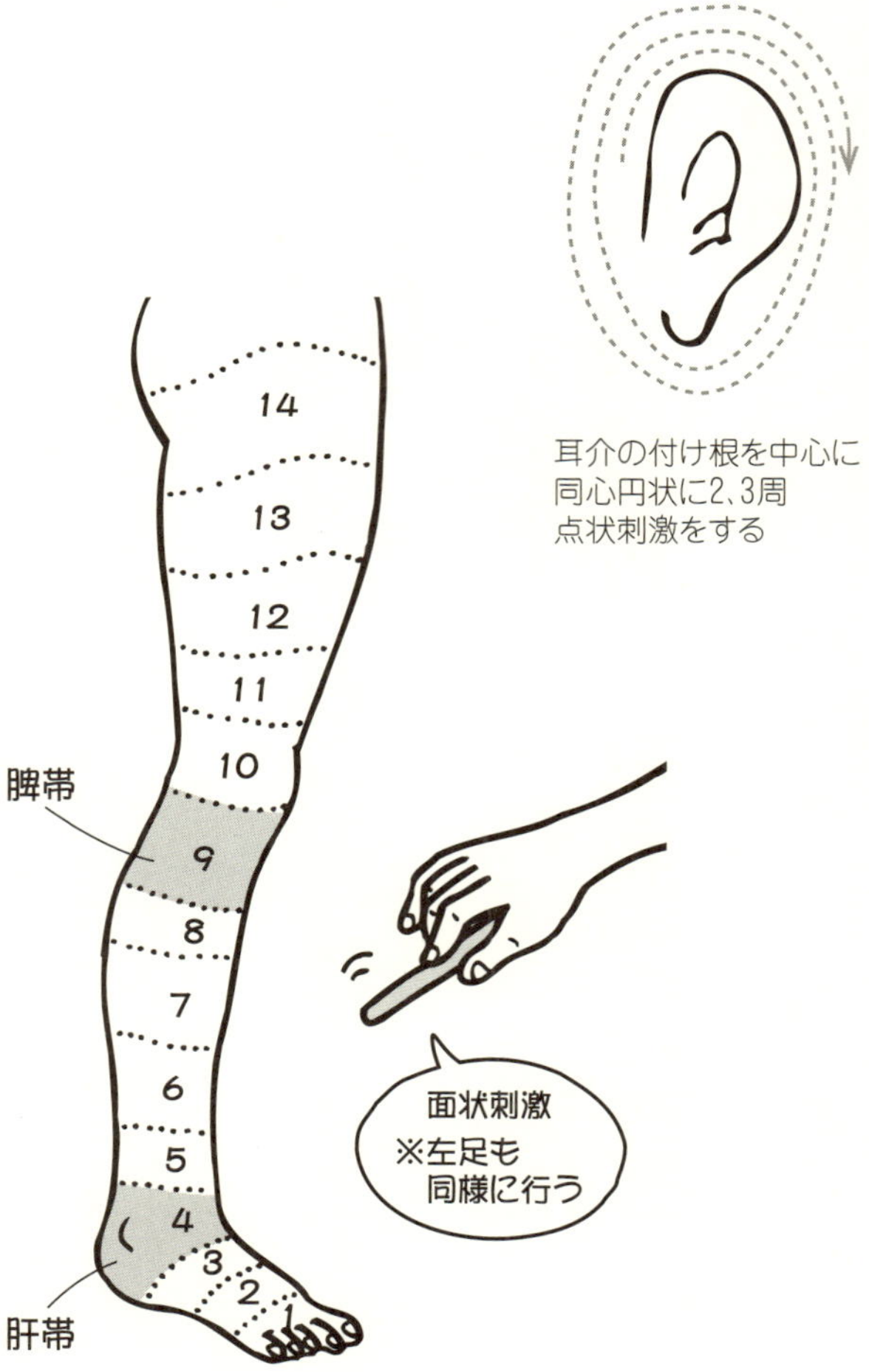
耳介の付け根を中心に
同心円状に2、3周
点状刺激をする
14
13
12
11
10
脾帯
9
8
7
6
5
4
3
2
1
肝帯
面状刺激
※左足も
同様に行う

図50

近視・遠視・老眼・乱視

どんな病気

・近視

遠くを見たときに網膜よりも手前に光の焦点が結ばれて、ピントがあわなくなる目の屈折異常です。環境や遺伝が関係していると考えられていますが、くわしいことはわかっていません。進行させないためには対象物への距離を適切に保ち、長時間、目を疲れさせる仕事を行わないこと、照明は明る過ぎたり暗過ぎたりしないように注意しましょう。

・遠視

ものを見たとき、網膜を通り越してピントが結ばれてしまうものです。軽度の場合は水晶体をふくらませて調節し、ピントをあわせることができるので、遠くのものはよく見え、近くのものは見づらくなります。しかし症状が進行すると、遠くのものも見づらくなります。

・乱視

ものを見たとき、輪郭がぼやけたり、二重に見えたりします。先天性のものと病気やけがによる後天性のものがありますが、先天性のものは角膜のカーブの程度が方向によって違うことが原因です。眼鏡などで矯正は可能です。

・老眼

加齢とともにカメラでいえばレンズに当たる水晶体の弾力がなくなり、硬くなるため、だんだん遠くでしか焦点をあわせられなくなります。50歳を過ぎるとこうした症状が出てきます。予防には眼精疲労を起こさないようにすることが大切で、長時間テレビやパソコンを見続けないようにしましょう。

施術にあたって

水晶体の厚さを調節する毛様体のレンズを薄くするのは脾経が、厚くするのは胆経がつかさどっています。その反応帯を刺激します。

施術の実際（図51）

・近視

①両足の9（脾帯）を温めた熱鍼で面状刺激してください。

②両足の4（肝帯）を温めた熱鍼で面状刺激してください。

③眼球に歪みがある場合には両足の8（三焦帯）を温めた熱鍼で面状刺激してください。

・遠視・老眼

①両足の6（胆帯）を温めた熱鍼で面状刺激してください。

②両足の10（腎帯）を温めた熱鍼で面状刺激してください。

③眼球に歪みがある場合には両足の8（三焦帯）を温めた熱鍼で面状刺激してください。

・乱視

①眼球の歪みは両足の7（胃帯）を温めた熱鍼で面状刺激してください。

全般的には眼窩（眼輪筋）の周りを温めた熱鍼で点状刺激し、さらに、足の基本療法と手の基本療法（38〜40ページ参照）を行ってください。

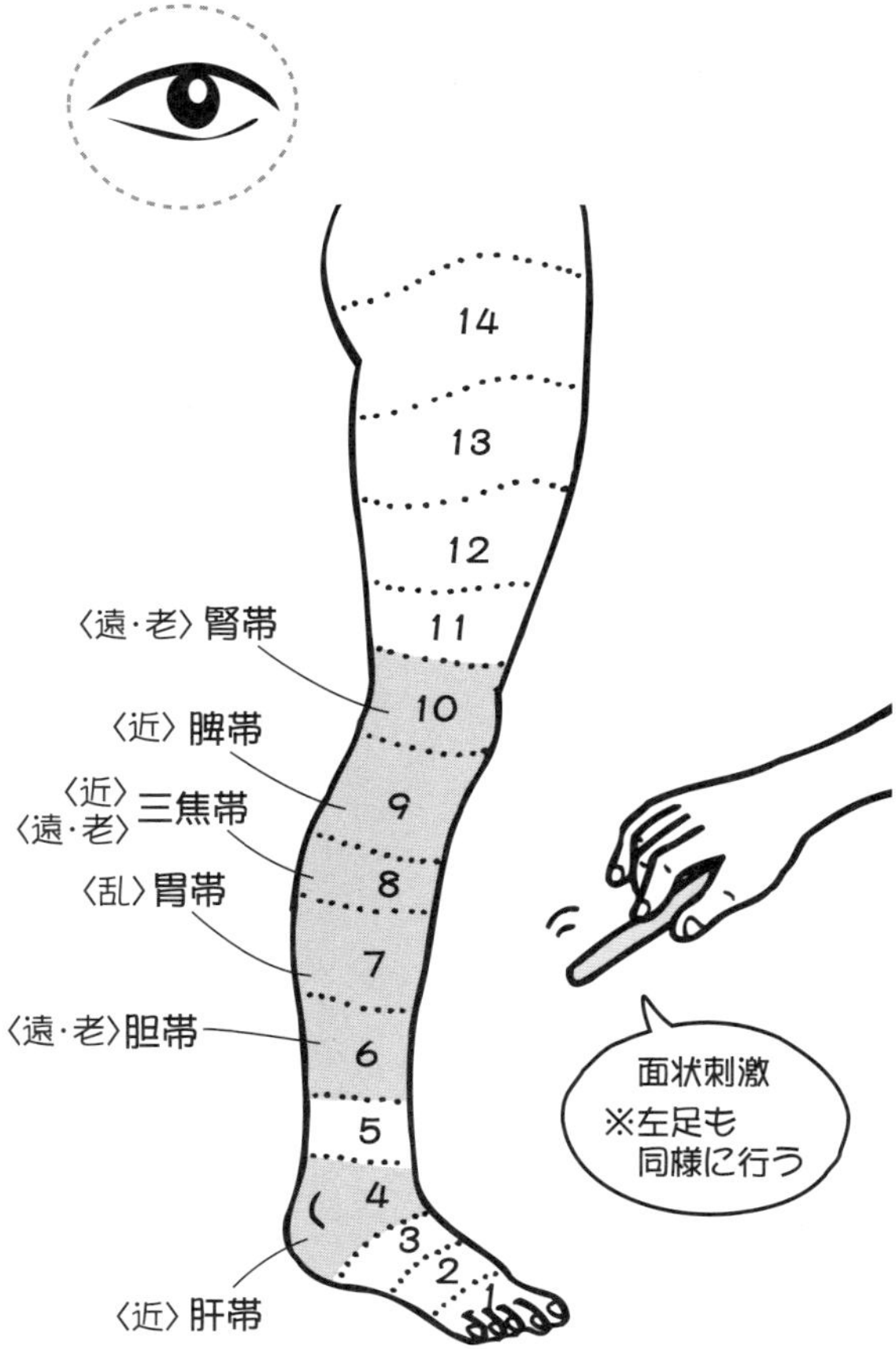

図51

眼精疲労・ドライアイ

どんな病気

眼精疲労は近視、乱視、老眼の人の眼鏡があわない場合などに起こりやすいものです。なんとか焦点をあわせようとして、水晶体の厚さを調節する毛様体のような筋肉の緊張状態が続くと発症します。また、よく見えないと目をこらしたり、無理に見ようとして姿勢が悪くなると、目の疲れとともに首や肩がこってきます。眼精疲労は老眼が起こり始める50歳代、60歳代の人に多く見られます。そのほか、更年期障害、自律神経失調症などでも起こることがあります。

眼精疲労の予防は、目を使い過ぎない、ビタミンB類を十分にとる、眼鏡のチェックを怠らないほか、睡眠を十分にとることも必要です。

ドライアイは目の表面にある角膜や結膜が乾燥する病気です。パソコンなどで目を酷使する人がかかりやすく、眼精疲労を伴うことも多いものです。

涙の分泌量が減ったり、涙の質が低下し、目の表面を潤す能力が衰えた状態になるもので、最近、ドライアイに悩む人は多くなっています。症状は目の乾燥、異物感、目の痛み、まぶしさ、目の疲れ、視力低下などです。涙は目の表面の角膜や結膜に栄養を供給する働きもしているので、目の表面の細胞に傷がつきやすくなります。

空気が乾燥しているとき、コンタクトレンズの使用者がなりやすく、点眼剤に入っている防腐剤で起こることもあります。涙腺、唾液腺の自己免疫疾患であるシェーグレン症候群でもドライアイになります。

空気を乾燥させないためにエアコンを使い過ぎない、加湿器を使用することなどは予防になります。

施術にあたって

眼精疲労は網膜と視神経の疲労を取ることを心がけます。

ドライアイは涙腺の働きを向上させるようにします。

施術の実際

・眼精疲労（図52）

①両足の４（肝帯）を温めた熱鍼で面状刺激して網膜の疲労を取ります。

②両足の13（膀胱帯）を温めた熱鍼で面状刺激して視神経の疲労を取ります。

・ドライアイ（図53）

①両足の６（胆帯）を温めた熱鍼で面状刺激して涙腺の働きを向上させます。

全般的には眼窩（眼輪筋）の周りを熱鍼で点状刺激します。さらに、足の基本療法と手の基本療法（38～40ページ参照）を行ってください。

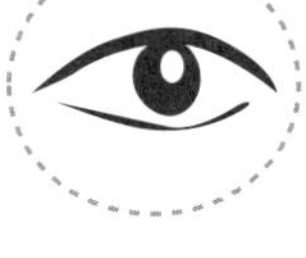

眼精疲労

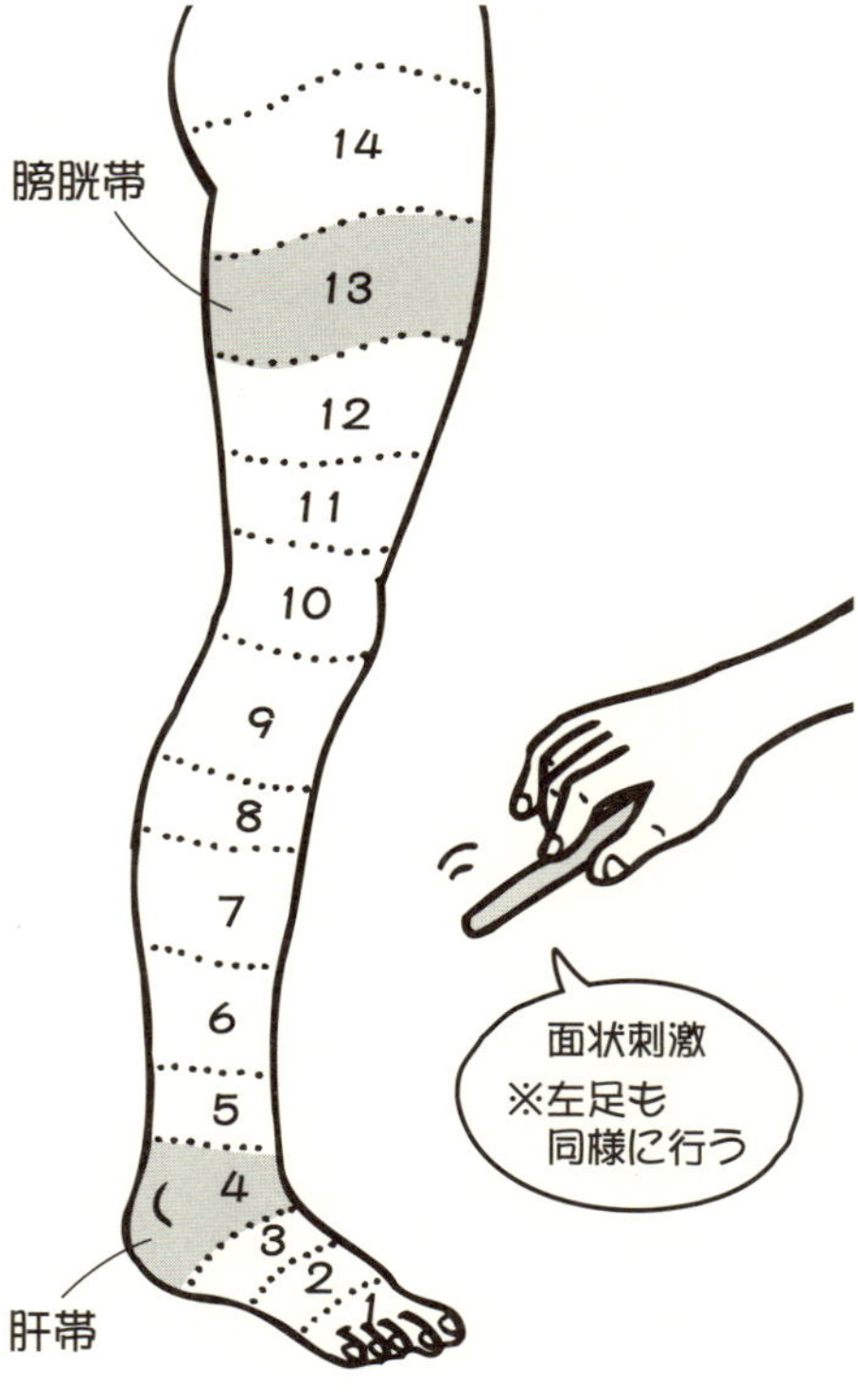

図52

ドライアイ

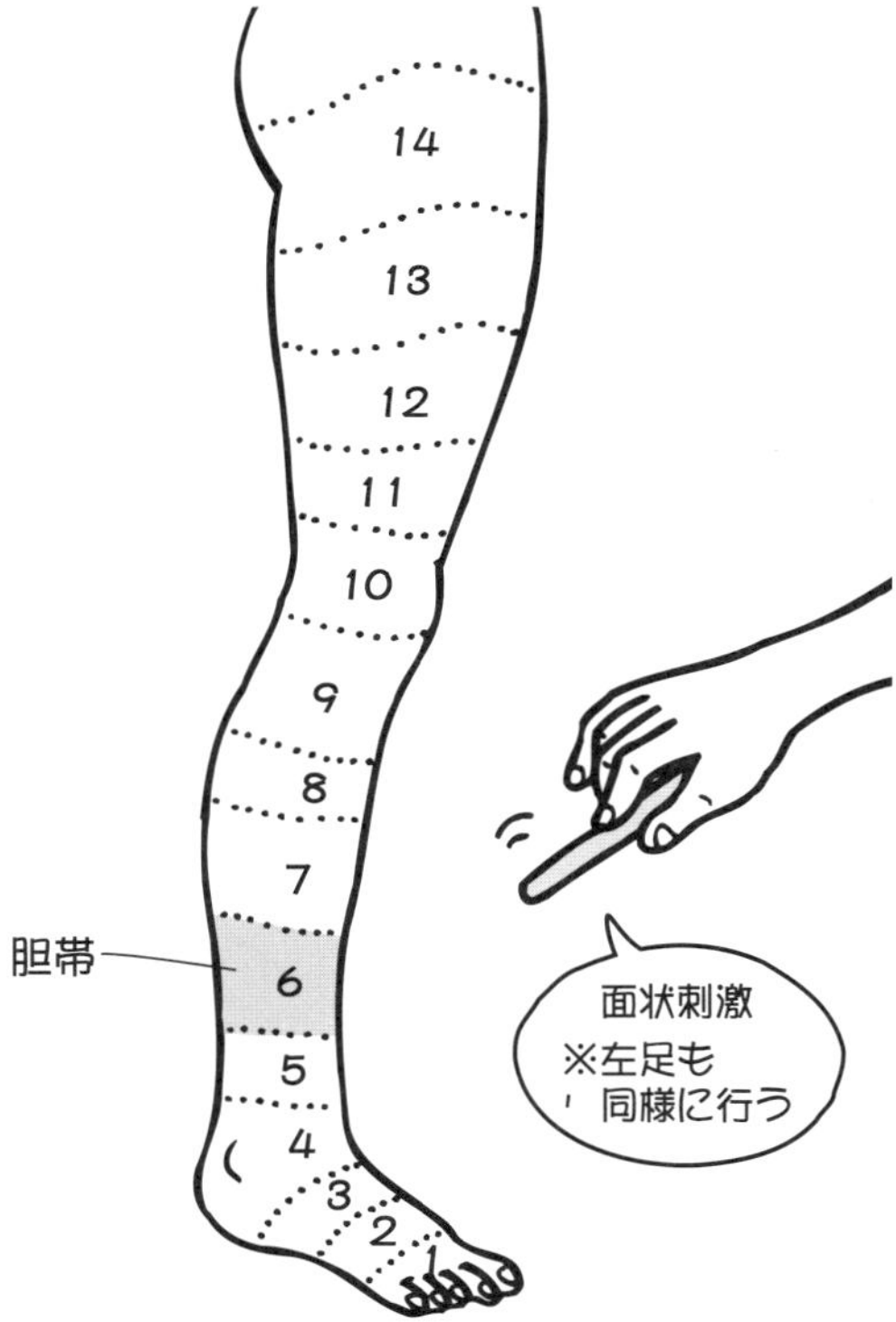
14
13
12
11
10
9
8
7
胆帯
6
5
4
3
2
1
面状刺激
※左足も
同様に行う

図53

結膜炎

どんな病気

目の結膜に炎症を起こす疾患です。結膜はまぶたの裏側と眼球の表面をつないでいる薄い膜のことです。袋状の構造をしているために異物がたまりやすい部位で、そのため細菌やウイルスが繁殖しやすく、アレルギー炎症などが起きやすいのです。

大きく分けると、細菌やウイルスによる感染性のものと、アレルギーによるものとに分けられます。細菌やウイルスなどの感染性の結膜炎とアレルギー性結膜炎との区別は大切です。

細菌性のものはさまざまな細菌が原因になりますが、抗菌剤、抗生物質の点眼剤が有効です。

ウイルス性のものはウイルスに効果のある点眼剤はありませんので、細菌性のものより治るのに時間がかかります。細菌の二次感染を避ける意味で抗菌剤や抗生物質の点眼剤を用います。

症状はいずれも結膜が赤くなり、目やにが出て、異物感、光をまぶしく感じる、かゆみ、熱感などを伴います。

アレルギー性のものは目やまぶたがかゆくなり、目がゴロゴロして、結膜が充血し、まぶたが腫れてきます。さらには角膜の周辺が赤紫色になって、ゼリー状の目やにが出てきます。アレルギー性の場合は目の症状ばかりでなく、鼻炎や気管支ぜんそくなどを伴うこともありますので、早めの治療が大切です。

治療薬としては抗アレルギー性点眼剤を使用し、重症の場合にはステロイドの点眼剤を使用します。ステロイドの点眼剤は効果は高いのですが、副作用もあるので、よく医師の指示に従ってください。

いずれの結膜炎でも、熱鍼療法は症状を軽減し、早く治す手助けになります。

施術にあたって

細菌性、ウイルス性、アレルギー性のいずれの場合の結膜炎でも、目の機能を高め、炎症を抑える脾経、肝経、肺経への熱鍼療法が効果があります。

施術の実際（図54）

①両足の９（脾帯）を温めた熱鍼で面状刺激してください。

②両足の４（肝帯）を温めた熱鍼で面状刺激してください。

③両足の２（肺帯）を温めた熱鍼で面状刺激してください。

④眼窩（眼輪筋）の周りを温めた熱鍼で点状刺激してください。

⑤足の基本療法と手の基本療法（38～40ページ参照）を行ってください。

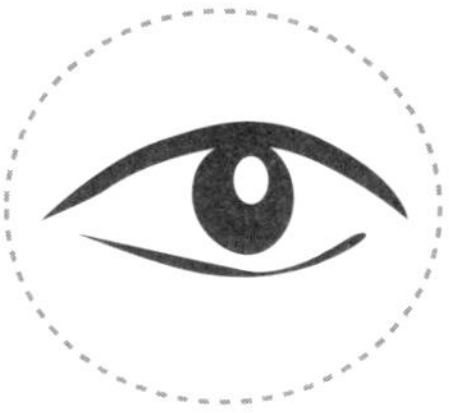

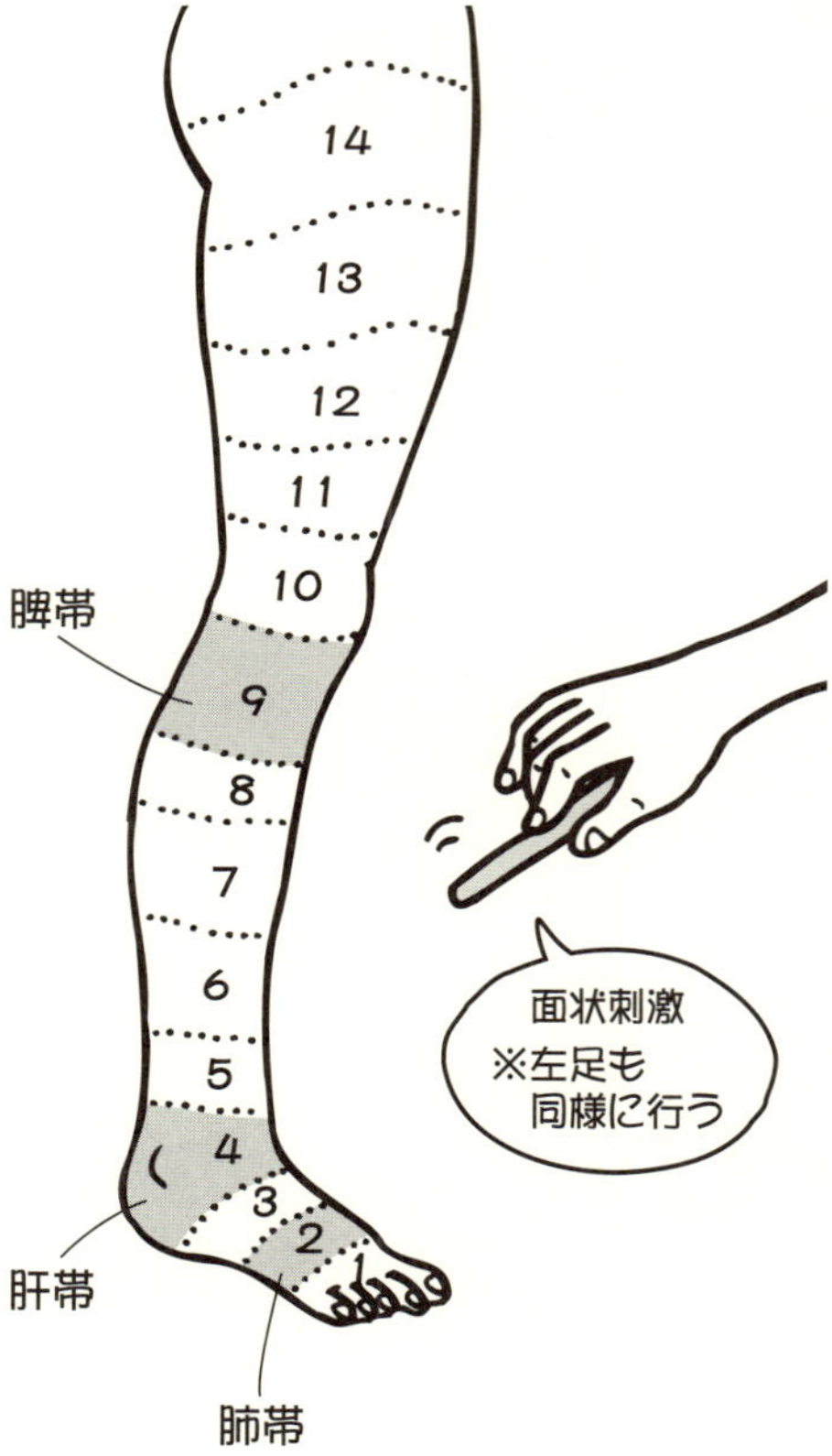

図54

扁桃腺炎・咽頭炎

どんな病気

扁桃腺はウイルスや細菌の体内への侵入を食い止める働きをしています。しかし、疲労がたまって体力が落ちているときや風邪をひくと、扁桃に炎症を起こします。のどが赤く腫れ、白い膿で扁桃が覆われることもあります。

症状はのどが激しく痛み、高熱が出ます。のどの痛みがひどいと、食べ物を飲み込むことも困難になります。

体力が消耗しているときに起きやすいので、扁桃腺炎にかかってしまったら、とにかく安静を保ち、温かくして、のどを冷湿布し、刺激のない食事を心がけましょう。

急性扁桃腺炎を繰り返していると、慢性に移行したり、扁桃周囲炎や中耳炎などの合併症を起こすことがありますので、早めの手当が必要です。

咽頭炎は咽頭扁桃を含む口腔の奥が炎症を起こす疾患です。原因はアデノウイルス、インフルエンザウイルスなどのウイルスや細菌感染です。症状はのどの痛みが急に起き、全身倦怠感や頭痛、発熱を伴います。

慢性咽頭炎は急性咽頭炎が治りきらなかったり、たばこや酒による慢性的な刺激で起こります。

咽頭炎を起こしたら、よくうがいをして、咽頭を清潔に保ち、喫煙、飲酒を控え、安静にして保温しましょう。

施術にあたって

扁桃腺炎、咽頭炎の多くは慢性疲労から起きています。そのため、五臓の中で先天の元気をつかさどる腎臓、そして大腸、肺、肝を丈夫にすることを目標にします。

施術の実際（図55）

①両足の10（腎帯）を温めた熱鍼で面状刺激してください。
②両足の11（大腸帯）を温めた熱鍼で面状刺激してください。
③両足の2（肺帯）を温めた熱鍼で面状刺激してください。
④両足4（肝帯）を温めた熱鍼で面状刺激してください。
⑤両足5（心包帯）を温めた熱鍼で面状刺激してください。
⑥足の基本療法と手の基本療法（38～40ページ参照）を行ってください。
⑦温めた熱鍼でのどを点状に刺激すると効果が上がります。

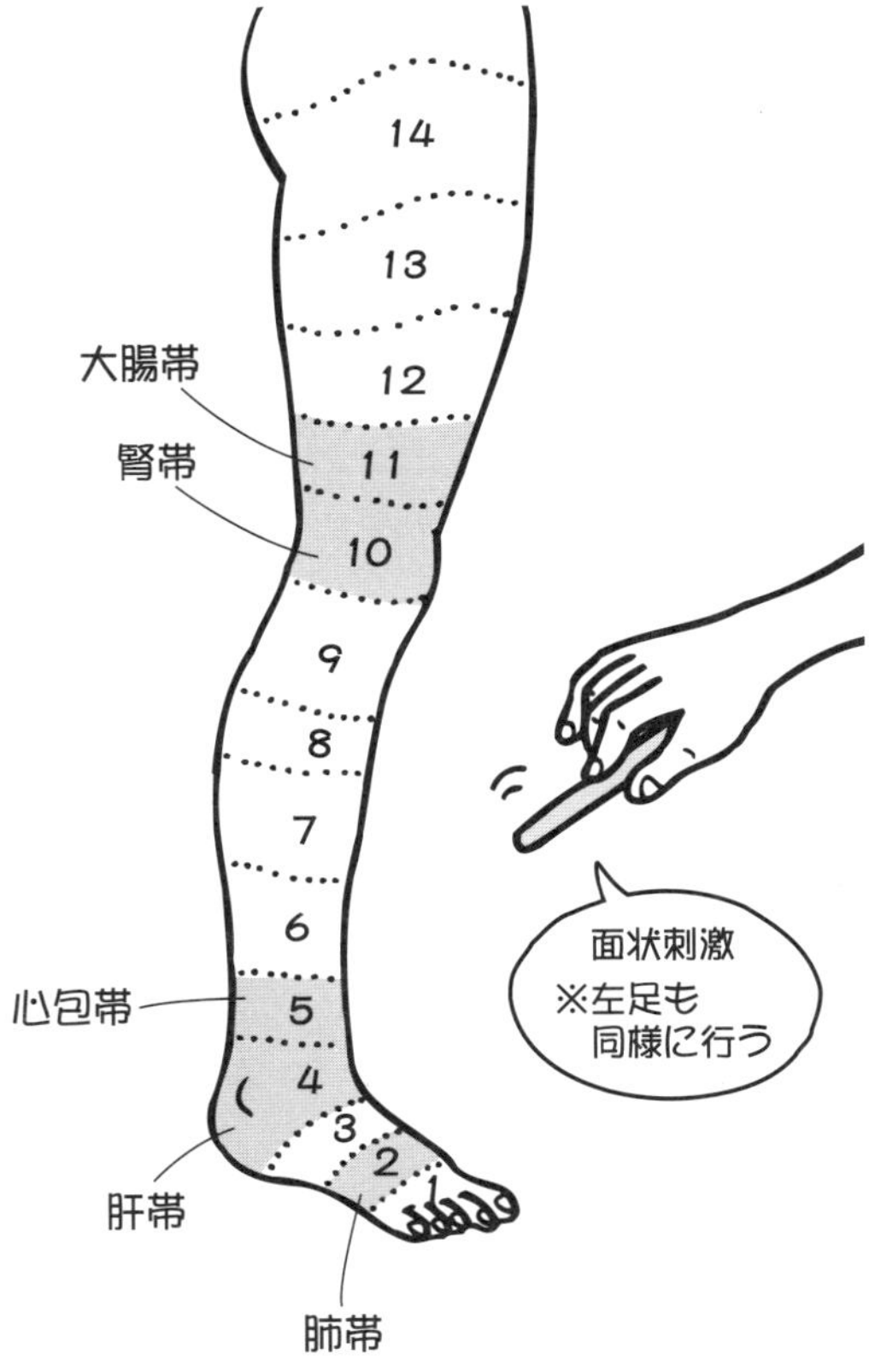

図55

口内炎・歯周病

どんな病気

口内炎は口の中の粘膜が炎症を起こす病気で、カタル性口内炎とアフタ性口内炎に分かれます。

カタル性は口の中の粘膜が赤く腫れ、唇や舌も炎症を起こすこともあります。多くは痛みを伴います。

アフタ性は粘膜に小さな潰瘍ができるもので、食べ物などが潰瘍に当たるとひどく痛みます。アフタ性のものは一度治っても繰り返しやすい疾患です。口腔内が清潔に保たれていなかったり、栄養不足、ビタミン不足が原因です。

予防には歯磨きやうがいで口腔内を清潔に保つことが大切です。

歯周病は歯を支えている歯茎に炎症が起きる病気です。成人には虫歯より多く見られ、治療も虫歯よりやっかいです。最近は歯周病に悩む人が増えています。

歯茎に血や膿がたまり、歯肉がやせてきます。そのために歯を支えられなくなり、抜けてしまうこともあります。しかし、初期はほとんど症状がないために発見が遅れることもしばしばです。

歯周病も口内炎同様、歯磨きが大切です。歯石は歯周病の原因をつくるため、歯石がたまらないよう、歯と歯の間もていねいに磨くことを心がけましょう。

施術にあたって

東洋医学では、歯や歯茎は脾経の支配領域にあります。また、歯の治療を行うと、脾経に異常が現れることがあります。

脾経と関係の深い胃経や、粘膜と関係が深い三焦のほか、肺の経絡も施術の対象になります。

これらの経絡の流れを正常にして、口内炎や歯周病の回復を早めましょう。

施術の実際（図56）

①両足の9（脾帯）を温めた熱鍼で面状刺激してください。

②両足の7（胃帯）を温めた熱鍼で面状刺激してください。

③両足の8（三焦帯）を温めた熱鍼で面状刺激してください。

④両足の2（肺帯）を温めた熱鍼で面状刺激してください。

⑤足の基本療法と手の基本療法（38～40ページ参照）を行ってください。

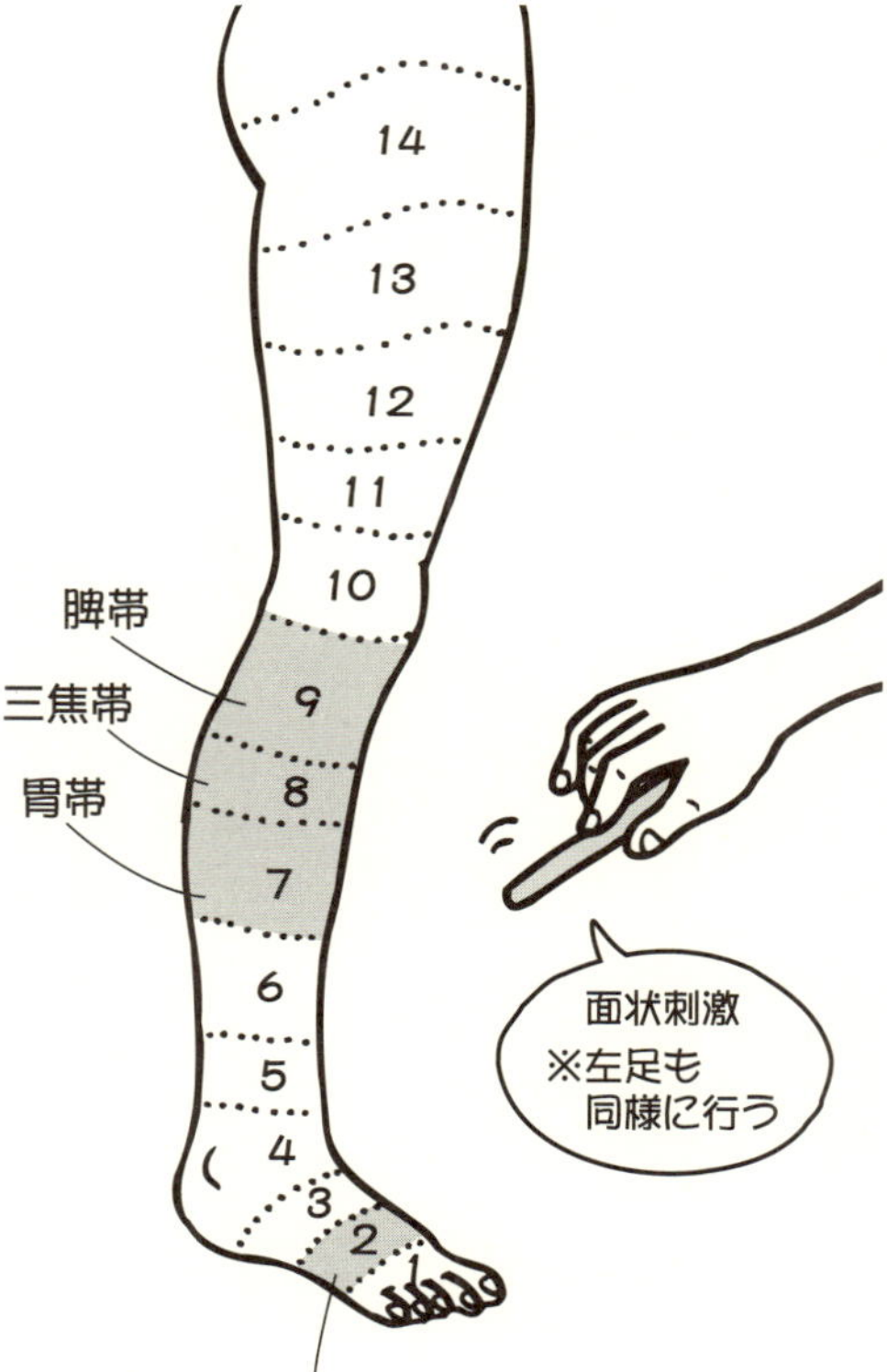
14
13
12
11
10
脾帯
9
三焦帯
8
胃帯
7
6
5
4
3
2
1
肺帯
面状刺激
※左足も
同様に行う

図56

鼻炎・副鼻腔炎

どんな病気

鼻炎は鼻の粘膜に発生した急性、慢性の炎症です。急性鼻炎は風邪の症状とともに現れるものがほとんどで、慢性鼻炎の代表はアレルギーが原因で起こるアレルギー性鼻炎です。

風邪でもないのにくしゃみ、鼻水が出るのはアレルギー性のもので、花粉やダニ、ほこりなどに鼻の粘膜が反応して起こすことがあります。花粉やダニなどの異物がからだの中に入ると、からだはこれらの物質を体外に排除する働きが起こります。そのときヒスタミンなどの化学物質が発生しますが、これらのヒスタミンなどによって鼻の粘膜が刺激されて炎症を起こすため、くしゃみや鼻水が出るようになります。

一方、副鼻腔炎は副鼻腔に炎症が起こる病気です。副鼻腔とは鼻の奥にある空洞のことです。急性のものは風邪などによる鼻炎が原因で副鼻腔にまで症状がおよび、炎症を起こしたもので、副鼻腔が腫れ、痛みが出ます。黄色や緑色の膿も出ます。

急性副鼻腔炎が長引いたり、もともと副鼻腔に構造的に膿がたまりやすい人は、慢性副鼻腔炎に移行しやすいものです。

症状は急性よりは軽く、鼻づまり、黄色や緑色の鼻汁が出ます。慢性になると治るまでに長い期間かかることがありますので、なるべく早めに治しましょう。

施術にあたって

東洋医学では、基本的に鼻と関係の深い経絡は、脾、胃、大腸、肺と考えています。鼻炎が長く続くと、副鼻腔炎に移行したり、さらには大腸にまでトラブルがおよぶこともあります。治療はこれらの経絡の強化を目標にします。

施術の実際

（図57）

①両足の9（脾帯）を温めた熱鍼で面状刺激してください。
②両足の7（胃帯）を温めた熱鍼で面状刺激してください。
③両足の11（大腸帯）を温めた熱鍼で面状刺激してください。
④両足の2（肺帯）を温めた熱鍼で面状刺激してください。
⑤さらに熱鍼の温度を低めにして、鼻全体の周りと、口の周りから鼻翼、目頭、おでこ、

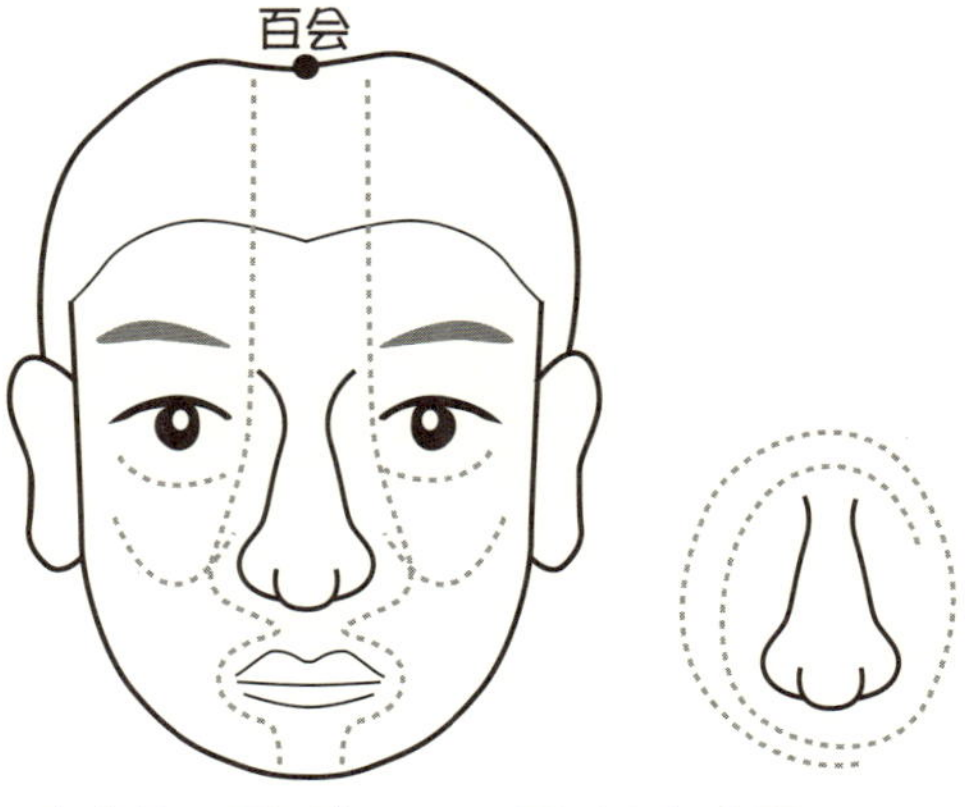

鼻全体の周りと、口の周りから鼻翼、
目頭、おでこ、頭のてっぺんの百会に向って
点状刺激をする
眼窩、ほお骨の際に点状刺激してもよい

頭のてっぺんの百会に向かって点状刺激します。眼窩、ほお骨の際を点状刺激してもよいでしょう。

⑤足の基本療法と手の基本療法（38～40ページ参照）を行ってください。

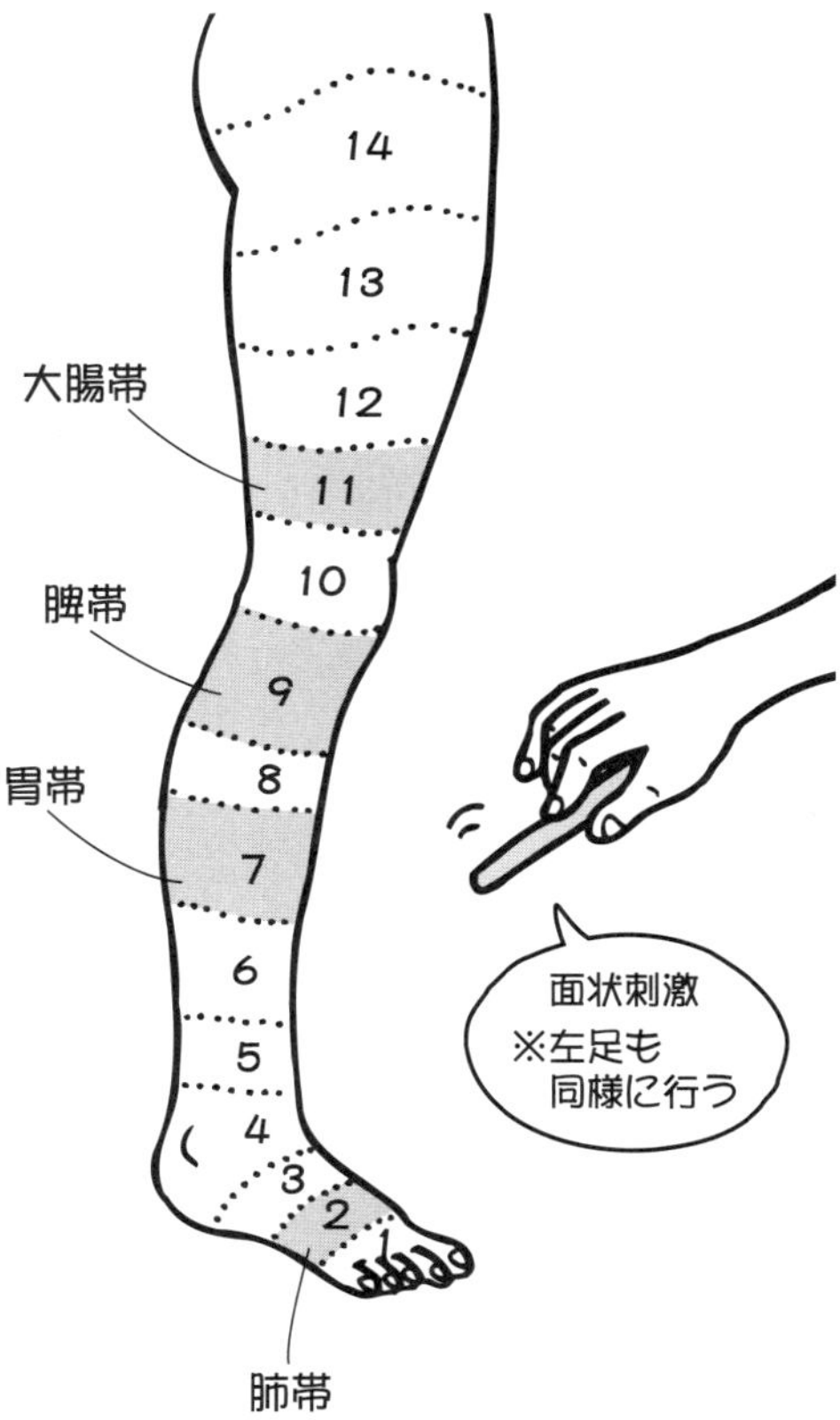

図57

花粉症

どんな病気

花粉症はスギなどの花粉が鼻や目などの粘膜に何度も接触することでアレルギー性の抗体となり、花粉に接するたびにアレルギー反応を起こす疾患です。

日本では約20％の人に花粉症が見られ、罹患する人の数は年々増加傾向にあります。

症状はくしゃみ、鼻水、鼻づまり、目のかゆみ、涙目など局所的症状から、アトピー様の皮膚症状、ぜんそく、食欲不振、下痢、便秘などの消化器症状、ひいては頭痛、頭重、めまいなども見られます。

そのほかひどい場合には、全身症状として、倦怠感や鬱病のような精神症状を現すこともあります。

原因となる花粉はスギが代表的ですが、ヒノキ、マツなどがあり、意外に知られていないものにサクラがあります。花粉症は初春に発症する人が多く見られますが、秋のブタクサ、セイタカアワダチソウなどにアレルギーを起こす人も増えています。

抵抗力のない人、偏食の人、刺激物を好む人がなりやすいので、抵抗力をつけて自律神経の働きを正常にし、免疫系が過剰に反応しないからだをつくりましょう。

施術にあたって

花粉症の人は両足の9（脾帯）、11（大腸帯）、4（肝帯）、2（肺帯）のいずれかの経絡帯に反応が出ています。これらの経絡帯を指で軽く垂直になでると湿っている感じがするラインがあります。経絡は異常があると湿った感じがします。このラインを下から上に熱鍼で線状刺激をします。湿り気がなくなり、さらっとした感じになればよいです。もし湿った感じがわからない場合は経絡帯全体を面状刺激してください。そのほかは局所刺激を行います。

施術の実際（図58）

①両足の9（脾帯）、11（大腸帯）、4（肝帯）、2（肺帯）を温めた熱鍼で面状刺激してください。

②熱鍼の温度を低めにして、鼻全体の周りと、口の周りから鼻翼、目頭、おでこ、頭のてっぺんの百会に向かって点状刺激を行います。

③目の症状がある場合には、眼窩、ほお骨の際を点状刺激します。

④足の基本療法と手の基本療法（38～40ページ参照）を行ってください。また、肩こり、首こりの熱鍼を行うのもよいでしょう（108ページ参照）。

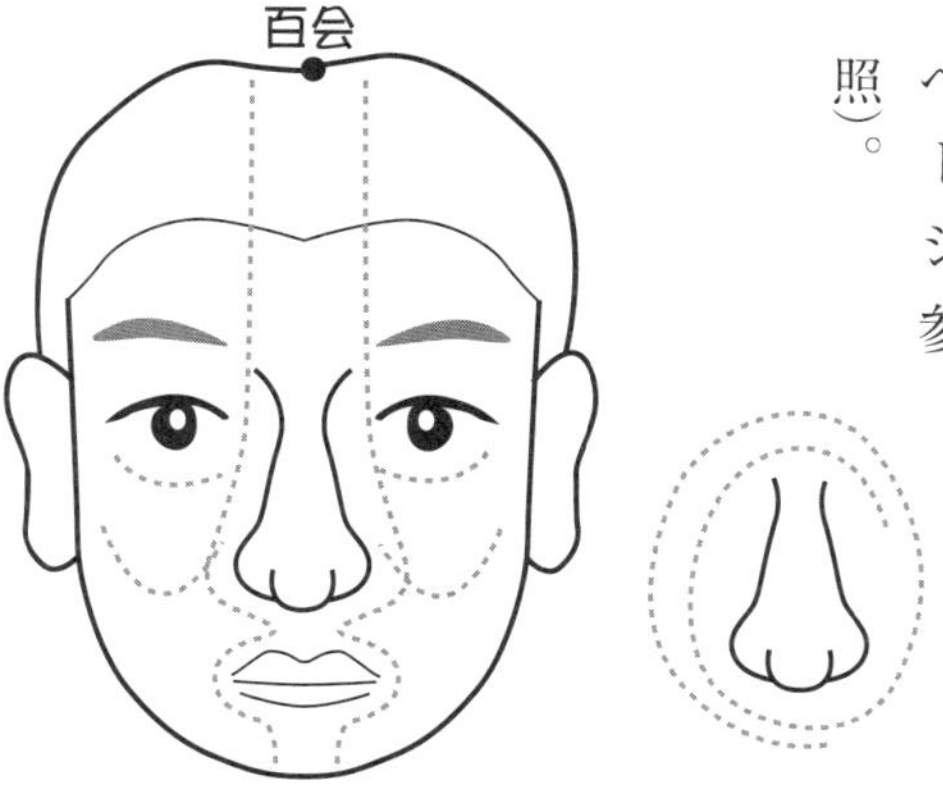

鼻全体の周りと、口の周りから鼻翼、
目頭、おでこ、頭のてっぺんの百会に
向って点状刺激をする
目の症状があれば眼窩、ほお骨にも点状刺激

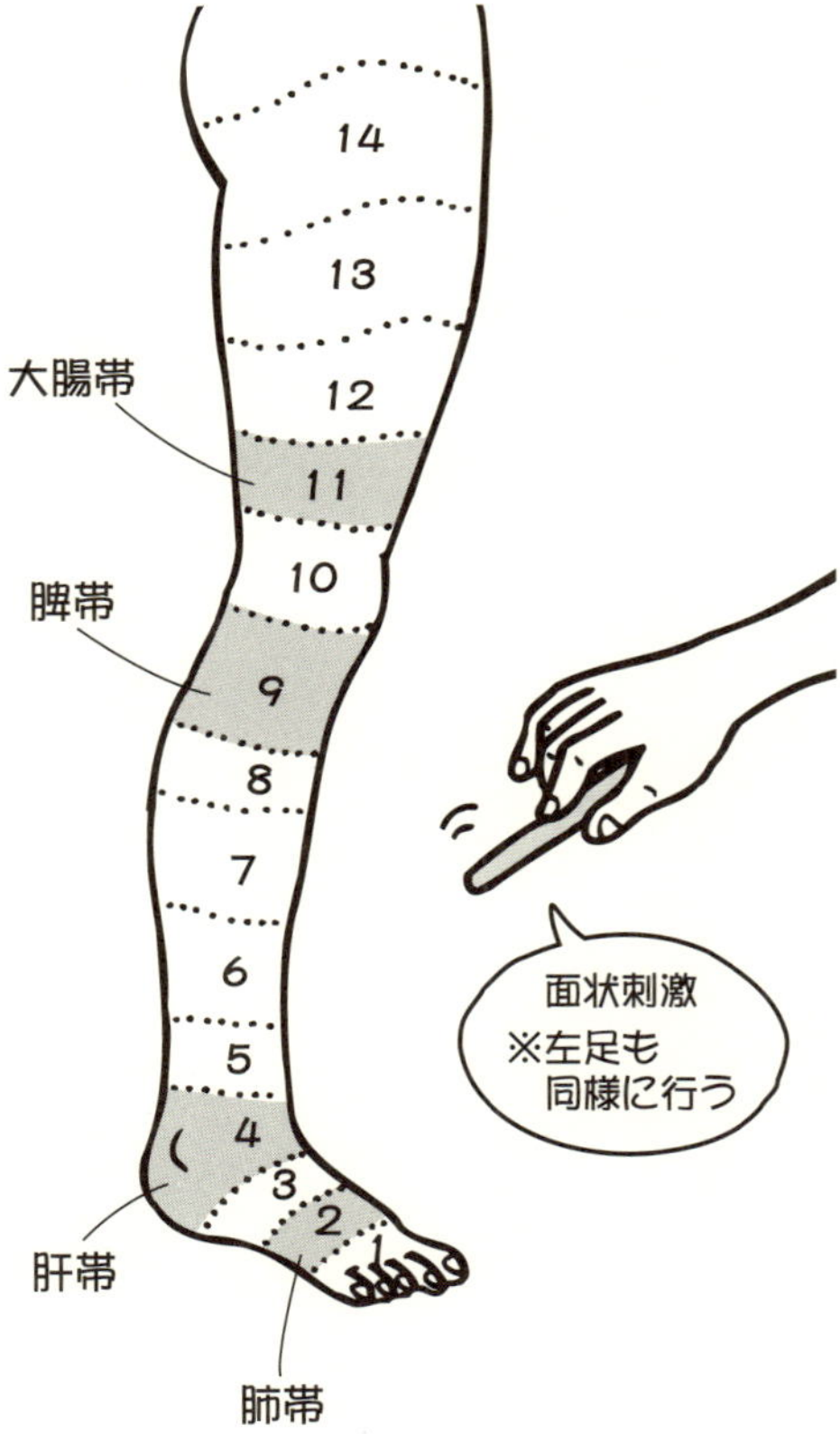
14
13
12
大腸帯
11
10
脾帯
9
8
7
6
5
4
3
2
1
肝帯
肺帯
面状刺激
※左足も
同様に行う

図58

❾ 皮膚の病気・症状

じんましん

どんな病気

皮膚の比較的浅い層にかゆみを伴う小さなふくらみが現れる病気です。症状が激しい場合には、次々に新しいふくらみが出現します。大きさは１、２ミリの小さいものから10センチ以上の大きなものまであり、形も円形、地図状などさまざまです。

この小さなふくらみは、数分から数時間で次第に消えていきますが、再発を繰り返すことの多い疾患です。

じんましんの出るきっかけもさまざまなものがあります。

原因のはっきりしている場合は、それに触れたり、食べたりすることを避けていれば発症しません。原因のはっきりしないものはなかなか治らず、長期にわたって発症することもあります。

冷たいものに触れたり、からだが冷えたのちに温まると発症する寒冷じんましんは冬に起きやすいので、外出するときはからだを冷やさないようにします。

入浴後に起きることも多いので、よくからだを温め、早く着替えて、体温の低下を防ぎましょう。運動したあともからだを冷やさないようにします。

魚、タマゴ、ペットの毛などがきっかけとなるアレルギー性じんましんは、原因物質となるものを摂取したり、触れたりしないようにしましょう。

下着やバンドで締め付けられたところにできる機械的じんましんは、なるべく皮膚の圧迫を避けるようにします。

ストレスなどで起こる心因性じんましんは睡眠不足や疲労、暴飲暴食を避け、生活のリズムを整えて、自律神経の安定をはかりましょう。

施術にあたって

皮膚病の場合は基本的に患部を避け、患部の周りを取り囲むように熱鍼を行います。じんましんの場合はじんましんのできているときは避け、そうでないときに反応帯への施術を行います。

施術の実際（図59）

①両足の9（脾帯）を温めた熱鍼で面状刺激してください。

②両足の4（肝帯）を温めた熱鍼で面状刺激してください。

③両足の2（肺帯）を温めた熱鍼で面状刺激してください。

④足の基本療法と手の基本療法（38～40ページ参照）を行ってください。

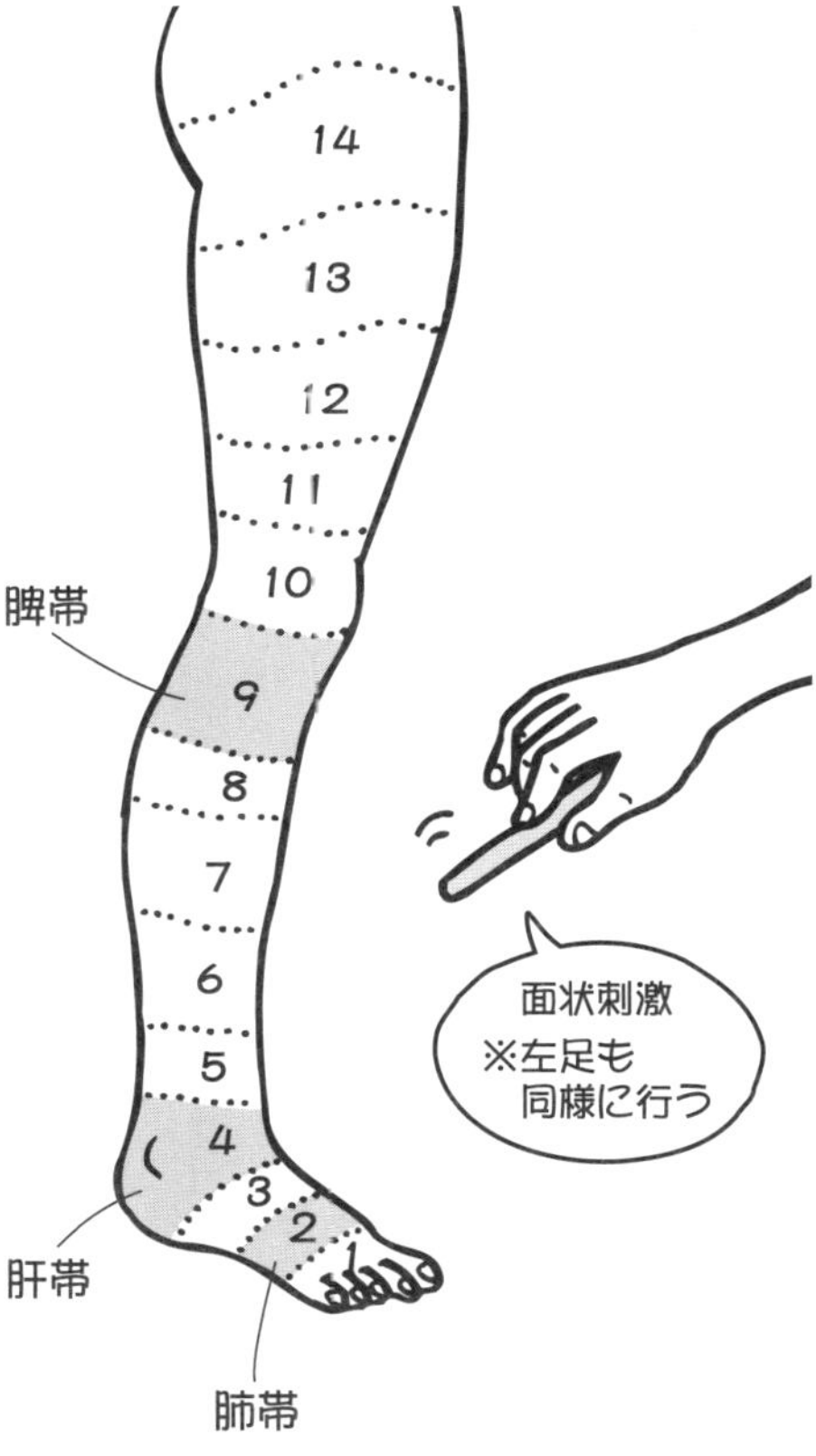
14
13
12
11
10
脾帯
9
8
7
6
5
4
3
2
1
肝帯
肺帯
面状刺激
※左足も
同様に行う

図59

アトピー性皮膚炎

どんな病気

アトピー性皮膚炎はかゆみのある湿疹がよくなったり悪くなったりを繰り返しながら、慢性的に続く皮膚疾患です。まだはっきり原因解明がされていない、アレルギー性の皮膚炎です。

かつては乳幼児期特有の疾患でした。2歳で半分、10歳でさらに半分が治り、成人するまでほぼ完治すると見られていました。しかし、最近は成人しても治らない、または一度治ってもまた成人になって再発する人も出てきました。

現在は20歳以下のおよそ10人に1人がアトピー性皮膚炎であると推定され、この10年間で約2倍に増えているという報告もあります。

赤ちゃんの場合は3ヵ月くらいから肘、足首、関節部分の皮膚に強いかゆみのある湿疹ができ、だんだんからだ全体に広がっていきます。ミルクやタマゴによる食物アレルギーが原因になることが多いようです。

子どもの場合は乳児期に発症したものをそのまま引きずっている場合が多く、遺伝的な要素も多いにあります。

皮膚が乾燥しやすく、かゆくなり、かくと炎症を起こすことが繰り返されます。体調、ストレス、汗、日光、食べ物などが誘因となります。

大人の場合は食事、ストレス、生活環境、妊娠、生理、ダニなどが誘因です。

まずは皮膚を清潔に保っておくことが大事です。皮膚が乾燥するとかゆみが増しますので、保湿剤を使ったスキンケアは欠かせません。食物アレルギーの場合にはアレルギーを起こす食べ物を摂取しないようにするとともに、食品添加物を含まない食べ物を選びましょう。

施術にあたって

熱鍼療法はアトピー性皮膚炎に効果のある療法です。先天の気の調整には腎経、心包経を、後天の気には脾経と胃経の刺激がよいでしょう。またかゆみやホルモンバランスには肝経の調整も有効です。

施術の実際（図60）

①両足の10（腎帯）と5（心包帯）に温めた熱鍼で面状刺激を行います。先天の気の調整によいものです。

②両足の9（脾帯）と7（胃帯）に温めた熱鍼で面状刺激を行います。後天の気の調整によいものです。

③両足の4（肝帯）に温めた熱鍼で面状刺激を行います。

④足の基本療法と手の基本療法（38～40ページ参照）を行ってください。

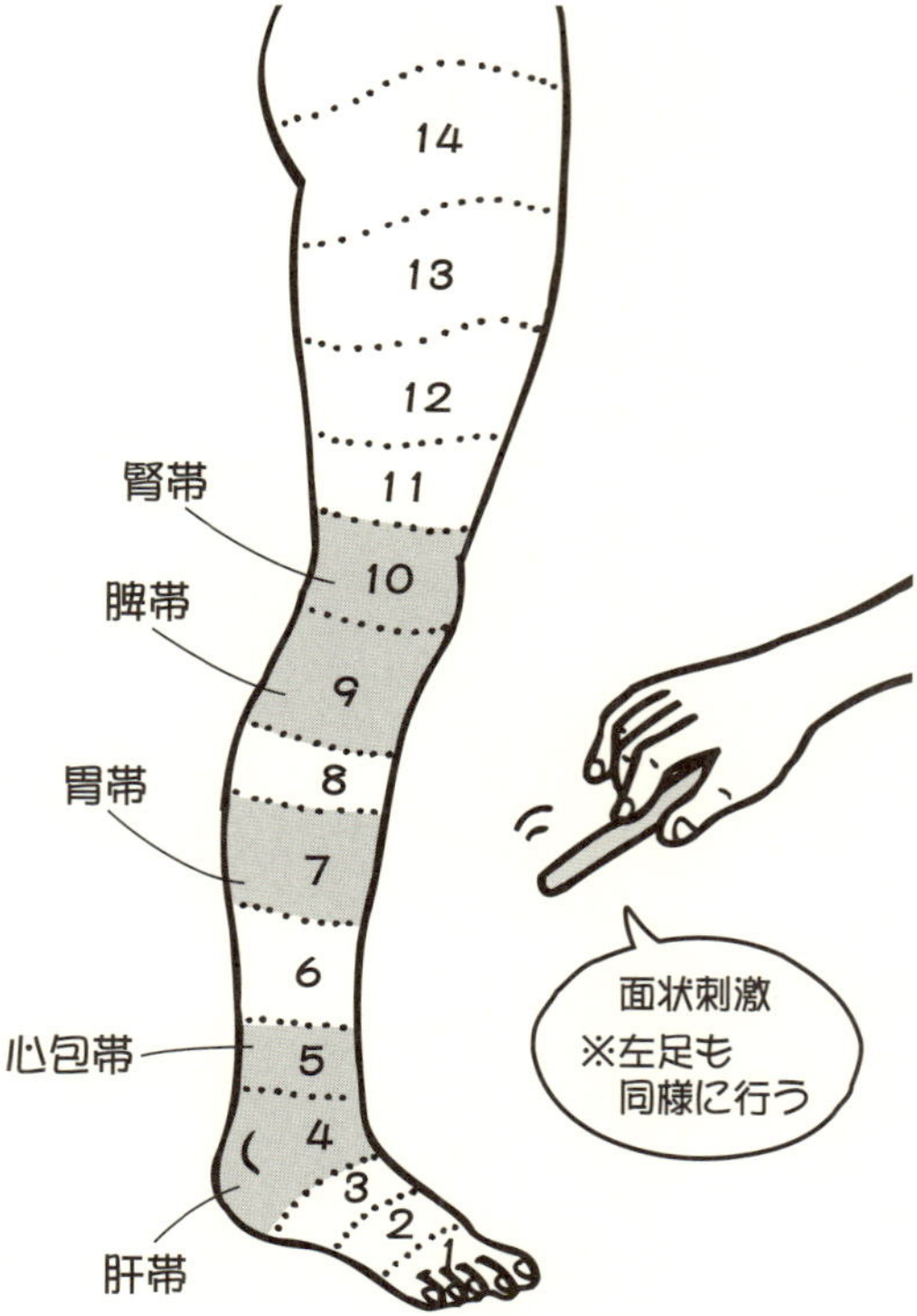

図60

帯状疱疹

どんな病気

子どものときにかかった水疱瘡（水痘）ウイルスが原因で起こる病気です。水疱瘡は一度かかるともうかかりませんが、水疱瘡のウイルスはずっとからだの中に潜んでいて、からだの抵抗力が落ちてきたとき、何かのきっかけで発症します。きっかけになるものは加齢、疲労、外傷、精神的ストレス、手術などです。

帯状疱疹のウイルスは神経組織に潜んでいるため、神経の分布に沿って帯状に発疹が出ます。

発疹の出る前に痛みなどの前兆が出ることもありますが、まったくない場合もあります。発疹の出やすいところは、背中や胸などです。

知覚異常や神経痛のような痛みやかゆみとともに発疹が現れます。まずは小さいかゆみを伴う発疹ができ、それがやがて水ぶくれになり、潰瘍を経てかさぶたになって治ります。

3週間くらいで発疹は治まりますが、高齢者では発疹が消えたあとも神経痛が3ヵ月以上も続くこともあります。これを帯状疱疹後神経痛といいます。

高齢者が帯状疱疹後神経痛にかからないようにするためには、早期に治療を開始し、初期から痛みに対する積極的治療を行う必要があります。

高齢者ばかりでなく、糖尿病や膠原病の患者さんも気をつけたいものです。

帯状疱疹は再発することは多くはありませ

んが、１００人に１人くらいの割合で再発します。再発するときは以前と同じところに出ることが多いものです。

最近は再発する人が増加傾向にありますので、一度かかったことのある人は、疲労やストレスをためないなど免疫力を落とさないような生活を心がけましょう。

施術にあたって

熱鍼療法は初期ならば大変効果があります。経絡は脾経と胃経が大事です。

施術の実際（図61）

①両足の９（脾帯）と７（胃帯）に温めた熱鍼で面状刺激を行います。

②次に患部の周りを囲むように温めた熱鍼で点状刺激を行い、さらに患部の中心にも行います。

③体幹にできている場合には、同じ高さの脊柱に温めた熱鍼で脊柱の基本療法（40ページ参照）を行います。

④足の基本療法と手の基本療法（38～40ページ参照）を行ってください。

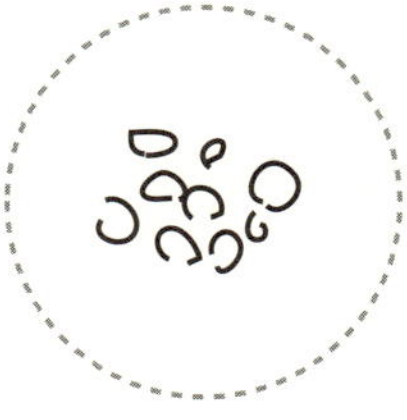

患部の周りを囲むように
点状刺激を行う
患部の中心にも行う

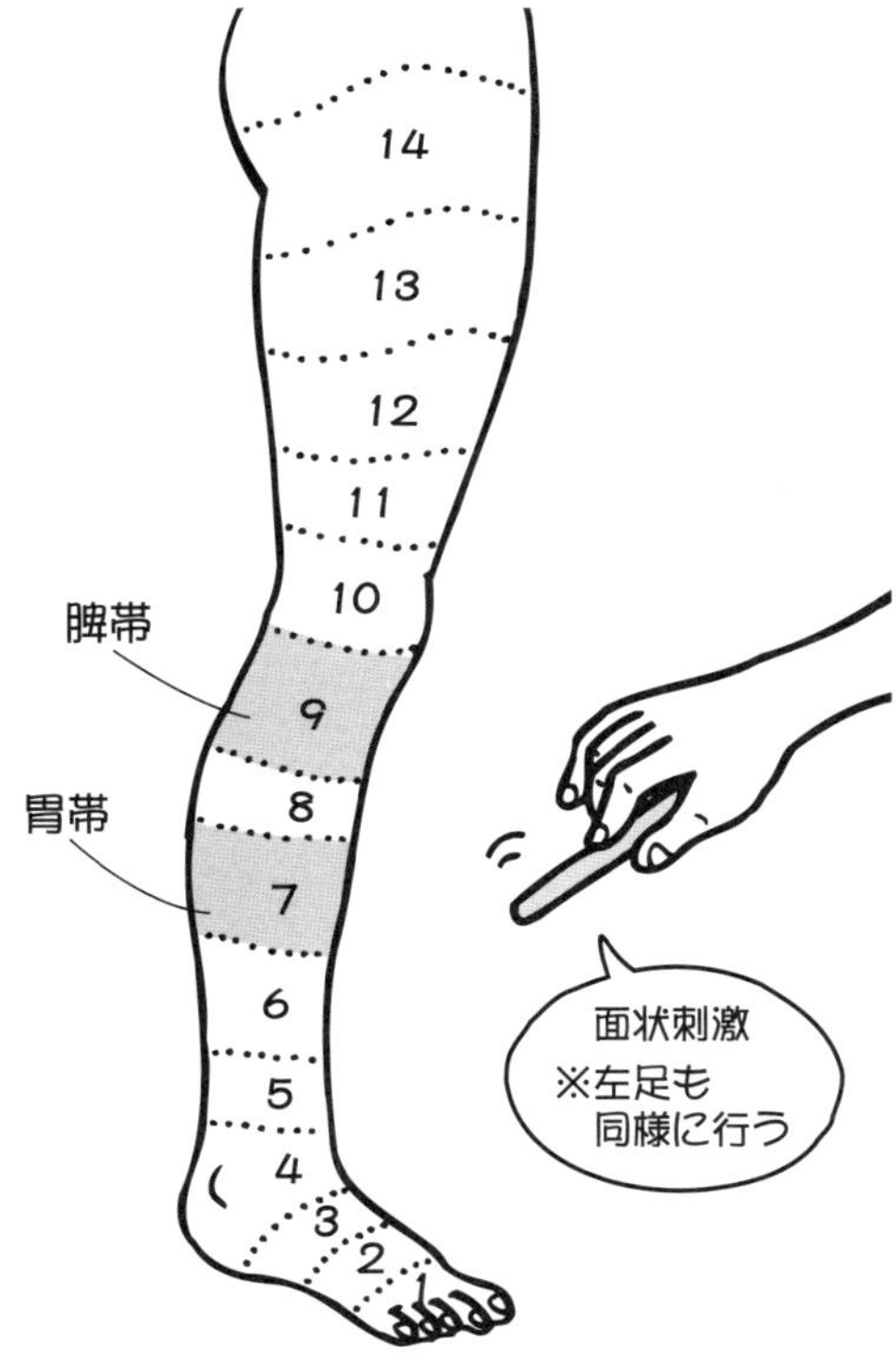

図61

皮膚真菌症

どんな病気

真菌が皮膚に感染して起こる病気です。主な真菌は水虫やたむしなどの白癬、爪や外陰部に多いカンジタ、皮膚が黒色や白色になる癜風です。

真菌は身近な人、動物、土壌などから感染します。感染すると強いかゆみを伴う小さな水ぶくれや赤い発疹ができます。

いんきんたむしは股部にできるもので、夏季に男性に多く見られます。不潔な環境のもとでは集団発生することもあります。激しいかゆみがあります。

おなじみの水虫も足にできる白癬による皮膚真菌症の一つです。皮膚真菌症の中でも、もっともかかる人が多い疾患といえます。水虫は、足底にできる小水疱症、足の指に出る趾間型、足底全体に出る角質増殖型に分けられます。

足の白癬を放置すると、爪の白癬になります。高齢者に多く、足の白癬を持っている人の半数に見られるといわれています。爪の甲が厚くなり、白く濁ります。自覚症状はありません。

外用薬を使用すると2週間くらいで改善しますが、皮膚の組織が入れ替わる数カ月は外用薬を用いましょう。

カンジタは湿ったところに起こりやすい皮膚疾患で、爪や外陰部に起こりやすいものです。患部を清潔にして乾燥させ、外用薬で治療します。

癜風の原因は皮膚の常在菌で、この菌は体幹部に存在しています。多汗の人がかかりやすいものです。自覚症状はほとんどなく、外用薬で治りますが、色素沈着や色素脱失には治療法はありません。

施術にあたって

東洋医学では胆経への施術が真菌類や駆虫の作用に有効と考えています。そのほか皮膚を丈夫にする経絡の熱鍼療法がお勧めです。

施術の実際（図62）

①両足の10（腎帯）を温めた熱鍼で面状刺激してください。
②両足の5（心包帯）を温めた熱鍼で面状刺激してください。
③両足の9（脾帯）を温めた熱鍼で面状刺激してください。
④両足の7（胃帯）を温めた熱鍼で面状刺激してください。
⑤両足の6（胆帯）を温めた熱鍼で面状刺激してください。
⑥足の基本療法と手の基本療法（38〜40ページ参照）を行ってください。

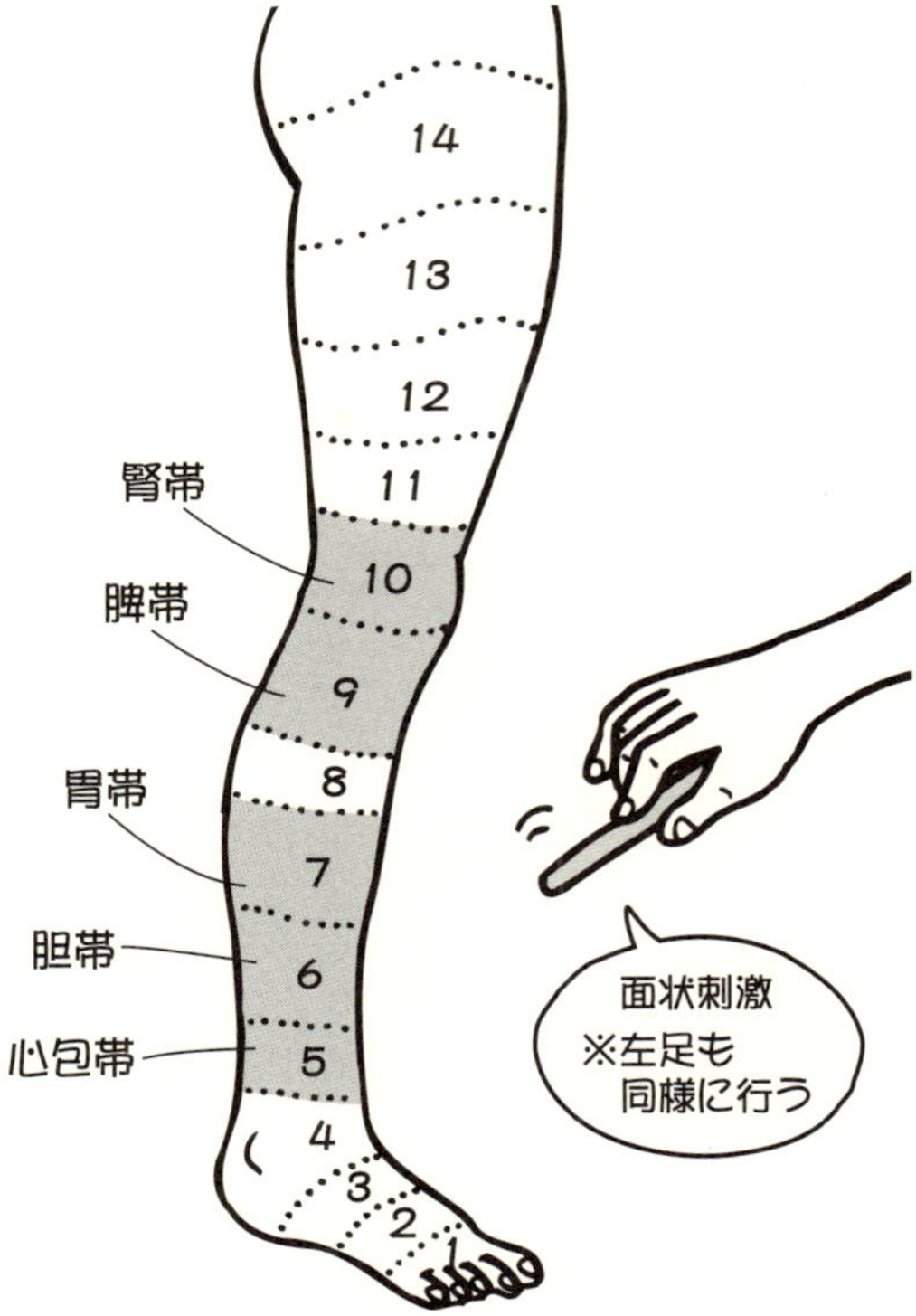
14
13
12
11
腎帯
10
脾帯
9
8
胃帯
7
胆帯
6
心包帯
5
4
3
2
1
面状刺激
※左足も
同様に行う

図62

⑩精神の病気・症状

てんかん・認知症

どんな病気

てんかんは脳内の特定部位に電気的刺激興奮が起こることが原因でけいれん発作を起こす病気です。過剰興奮が起きた脳の部分に応じて発作の症状は異なります。

発作で多いのは全身のけいれん発作で、意識を失い倒れます。けいれんの起きている間は意識がありませんが、発作が治まると徐々に意識が回復します。

小児の場合は脳の器質的な問題や遺伝によるものが多く、大人では脳血管障害や頭部のけがなどによるものが多く見られます。

認知症は人やものの名前ばかりでなく、自分が体験したことも、ついには自分の存在も忘れてしまうもので、記憶を失うつらさは大変なものがあります。

何かの原因で脳細胞が死んでしまったり、働きがにぶるために起こります。脳の神経細胞がゆっくり死んでいく変性疾患と呼ばれる病気の一つです。

アルツハイマー、前頭・側頭型認知症、脳血管性認知症、脳梗塞、脳動脈硬化症などさまざまなものがあります。

予防にはアルツハイマーや脳血管性認知症

になりやすい心臓病や高血圧や糖尿病にかからないようにします。そのためには日頃から肥満にならないように心がけ、脂肪が少なく、ミネラル、ビタミンE、食物繊維の多い食事を心がけましょう。

また、脳の血行をよくする適度な運動のほか、脳の活性を高めるために新しいことにチャレンジしたり、人とつきあう機会を多くもうけるなど、脳への刺激を怠らないことがお勧めです。

熱鍼療法はてんかん発作や認知症予防に役立ちます。

施術にあたって

脳に効果のある施術は頭痛の施術に準じます。

施術の実際（図63）

①両足の4（肝帯）、9（脾帯）、10（腎帯）、11（大腸帯）、7（胃帯）、6（胆帯）に温めた熱鍼で面状刺激を行います。

②温めた熱鍼で肩甲骨の周り、後頭部、耳の後ろの乳様突起部分、耳の下の顎窩、鎖骨の上下に線状または点状刺激を行います（103ページの図26参照）。

③脇の下、肘、手首、指を温めた熱鍼で線状刺激します。上腕、前腕部への刺激はとくに重要です。

④足の基本療法と手の基本療法（38〜40ページ参照）を行ってください。

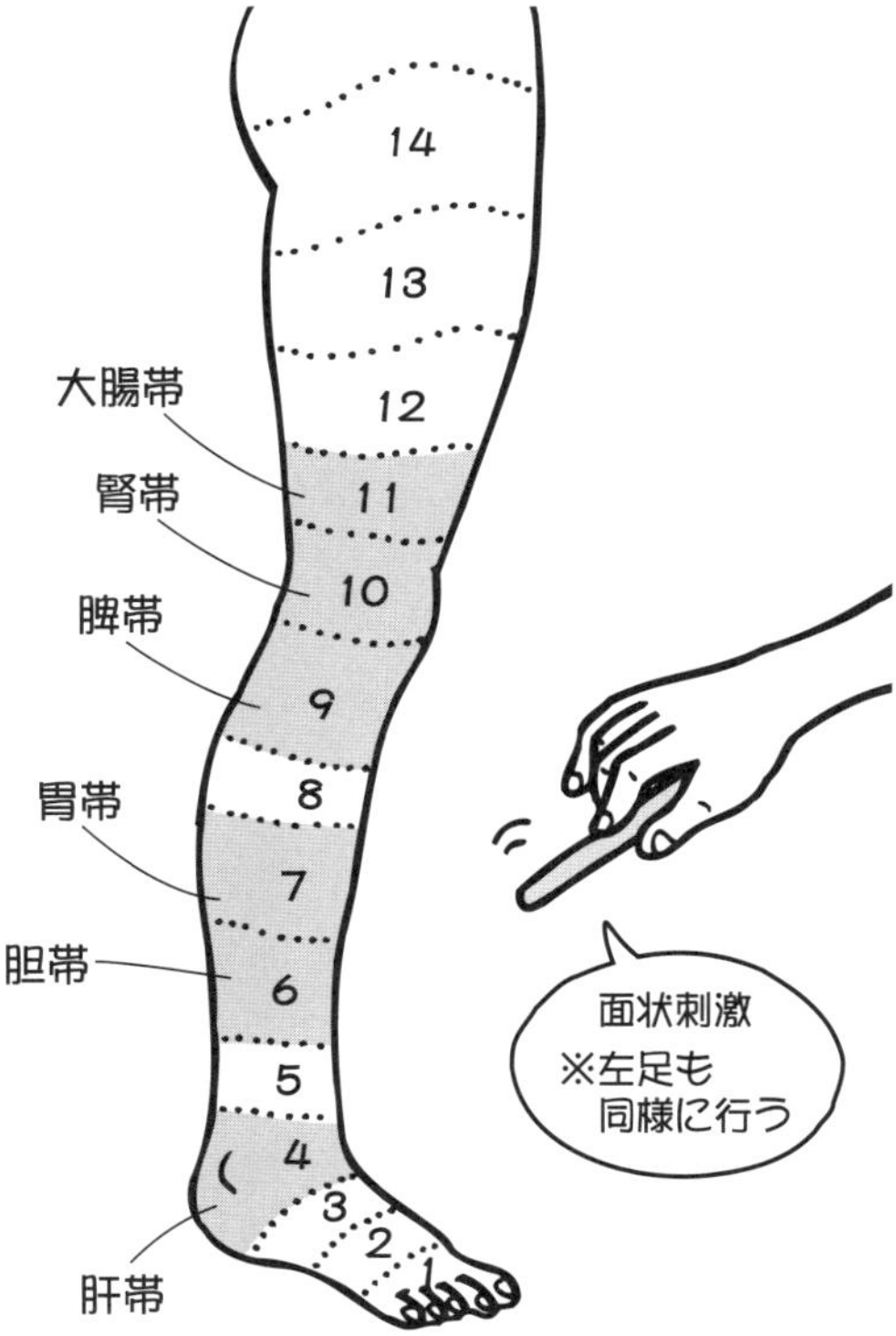
14
13
大腸帯
12
腎帯
11
10
脾帯
9
8
胃帯
7
胆帯
6
5
4
3
2
1
肝帯
面状刺激
※左足も
同様に行う

図63

躁鬱病・神経症・心身症・ひきこもり

どんな病気

躁鬱病は躁状態と鬱状態を繰り返す病気で、「双極性障害」ともいいます。躁のときにエネルギーを使い果たし、どうにもならなくなって落ち込んで鬱になります。躁のときは自分で病気という自覚がなく、治療を拒みがちです。しかし鬱になると落ち込み、ひどいときは自殺をしてしまうこともあります。

脳内の神経伝達の異常によって引き起こされます。薬物療法が中心です。

神経症は軽度の精神障害でパニック障害や強迫性障害などを指します。神経症になりやすい性格や素質の人が、過度のストレスを受けると発症しやすいものです。性格が神経質傾向の人やヒステリーな性格の場合に多く見られます。

パニック発作は短時間、強い恐怖心や不安におそわれるもので、動悸がして息苦しくなります。強迫性障害は鍵をかけ忘れたのではとかガスを消し忘れたのではという考えが頭から離れなくなるものです。

心身症とは仮面鬱病、過敏性腸症候群、過敏性膀胱、過呼吸症候群、社交不安障害などの疾患を指します。睡眠不足、疲労などが症状の悪化に影響します。腹式呼吸、自律訓練法などで心身のリラックスを心がけましょう。

ひきこもりは6ヵ月以上、自宅に引きこも

って、会社や学校に行かず、家族以外に親密な人間関係を持たなくなるものです。感受性が強く、プライドが高い人がなりやすい傾向があります。規則正しい生活を送り、完璧主義をやめ、自信を持つことを心がけるようにしましょう。

いずれの場合も熱鍼療法は補助療法、予防に役立ちます。

施術にあたって

このような精神の病は基本に腎の弱さがあります。腎が弱ると環境への適応力がなくなり、エネルギーの消耗を抑えるために鬱やひきこもりになります。腎のエネルギー不足を補うことが大切です。

施術の実際（図64）

①両足の4（肝帯）、10（腎帯）、9（脾帯）、5（心包帯）、8（三焦帯）に温めた熱鍼で面状刺激を行います。

②脊柱の両側（40ページの図参照）、頭のてっぺんの百会（176ページの図参照）、後頭部、耳の後ろの乳様突起、耳の下の顎窩、肩甲骨の周り、鎖骨の上下に温めた熱鍼で点状あるいは線状刺激をします（103ページの図参照）。

③脇の下、肘、手首、指を温めた熱鍼で線状刺激します。

④足の基本療法と手の基本療法（38～40ページ参照）を行ってください。

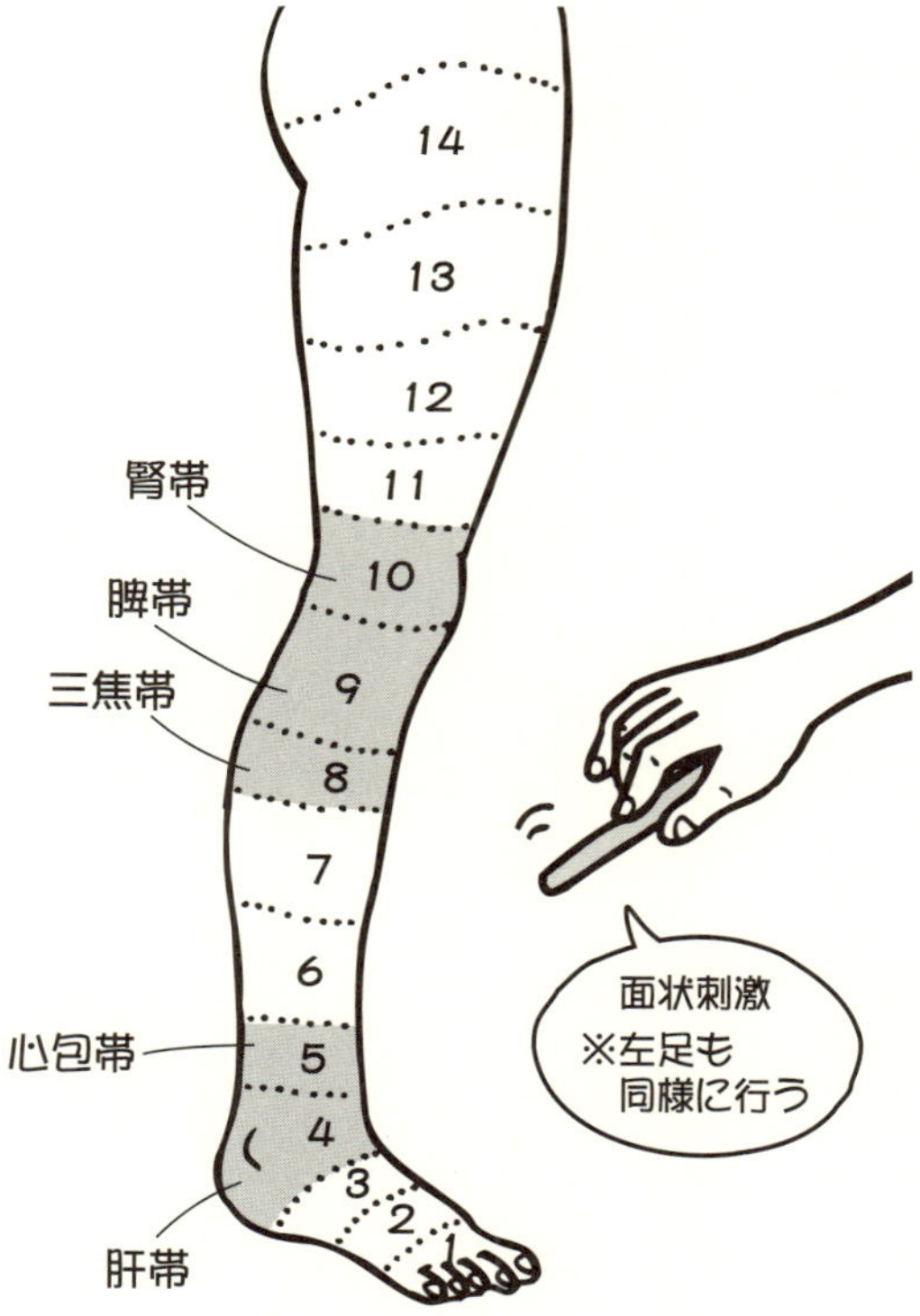

図64

⓫ 婦人科の病気・症状

月経困難症・月経不順

どんな病気

月経困難症とは生理前にイライラが起きたり、生理中に下腹部や腰の痛みが出るものを指します。中には頭痛を起こす場合もあり、毎月、生理中は鎮痛剤を手放せない人もいます。

月経困難症には子宮や卵巣に何らかの病気が隠れている器質性月経困難症と、体質やストレスなどが原因の機能性月経困難症があります。

器質性月経困難症は20歳代後半以降の女性に多く見られ、生理痛は初日から始まり、３日を過ぎても続きます。生理期間中以外にも痛みを感じることがあります。原因としては子宮内膜症、子宮筋腫、子宮腺筋症などが考えられます。

機能性月経困難症は一般に思春期から20歳代前半に多く見られます。子宮の収縮を促すプロスタグランジンというホルモンの分泌過多、子宮や卵巣の未成熟、冷え、ストレスなどが原因となっています。子宮機能が成熟していくと、症状は軽減していきます。

施術にあたって

このような婦人科系疾患のある人は、腸骨の際、下腹部、鼠径部付近を押すと、特有の硬さを感じます。

また仙骨が反り上っていたり、丸くなっていたりと形体異状があることが多く、仙骨部を押すと、硬く弾力がありません。とくに卵巣のあたりが硬くなっていて、この硬さが両側にあれば毎月生理痛が重く、片側であれば各月ごとに生理痛が強く現れます。この部分の硬さは月経困難症の一つの目安になります。

いずれにしても、婦人科系疾患は下腹部や鼠径部、仙骨部の経絡の滞りが原因となります。施術はこれらの経絡循環を整えることが目標になります。

婦人科疾患に関わる経絡は肝経、脾経、腎経、小腸経です。

施術の実際（図65、66）

①足の基本療法と手の基本療法（38～40ページ参照）を温めた熱鍼で行ってください。
②鼠径部から大腿部の内側を温めた熱鍼で下から上に点状あるいは線状刺激してください。
③腸骨際、寛骨際、恥骨際、仙骨の周りを温めた熱鍼で点状あるいは線状刺激してください。
④両足の4（肝帯）、9（脾帯）、10（腎帯）、12（小腸帯）を温めた熱鍼で面状刺激するとさらに効果的です。

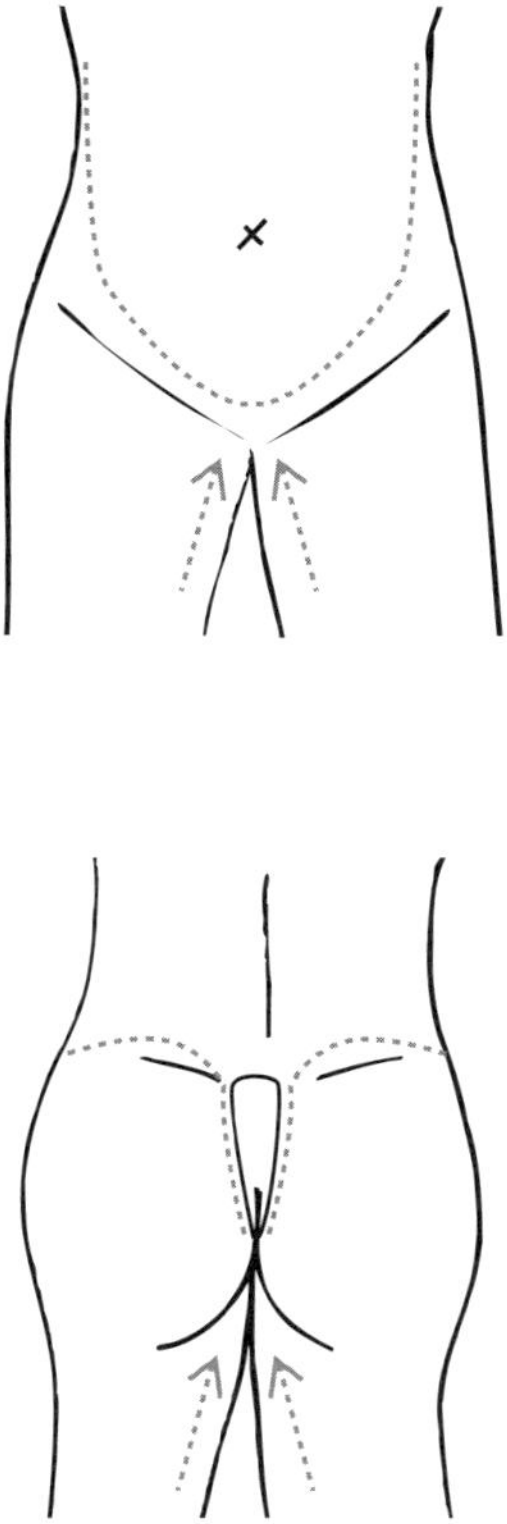

鼠径部から大腿部の内側を下から上に点状あるいは線状刺激
腸骨際、寛骨際、恥骨際、仙骨の周りを
点状あるいは線状刺激

図65

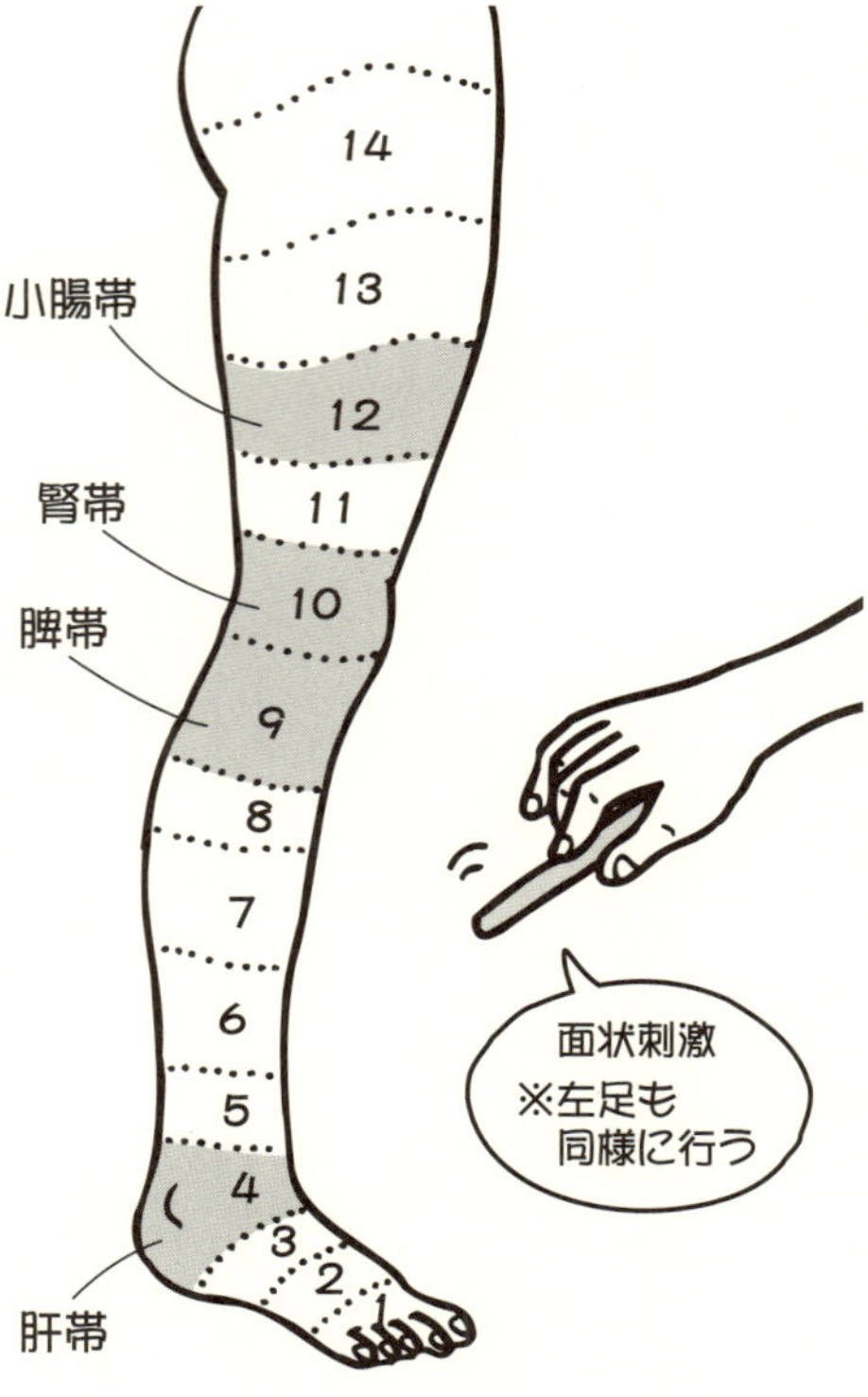
14
13
小腸帯
12
腎帯
11
10
脾帯
9
8
7
6
5
4
3
2
1
肝帯
面状刺激
※左足も
同様に行う

図66

不妊症

どんな病気

最近は不妊症にかかる人が増えていて、10組に1組が不妊症といわれています。そのうち女性、男性それぞれに原因があるものが40%、双方に原因があるものが20%とされ、男女とも同じくらいの割合になっています。また、このうちはっきりした原因のわからない機能性不妊症が80%を占めています。

現代医学の不妊治療は人工授精、体外受精などさまざまな高度な医療を行っていますが、受精卵が着床し、胎盤を形成する子宮の環境への配慮があまりなされていないようです。

不妊症を訴える人の多くは冷え性で、お腹をさわるとひんやりしています。作物にたとえるなら、よい種をまいても畑が整っていなければ育ちません。まずは受胎者のからだのコンディションを整える必要があります。一つの命が育つためには、多くのエネルギーを必要とします。からだはまずは母体を維持することを先んじますので、母体に必要以上に負担がかかると判断すれば、負担になるものは排除します。そのため、母体が健康でないと、着床せず、流産などが起こります。

まずは妊娠に耐えうる体力と環境を整える必要があります。

体力づくりの基本は適度な運動、ウォーキングなどがお勧めです。夫婦で散歩を日課にすれば身体がリラックスし、自然に体力もつきます。

㈳整体協会創始者の野口晴哉は「養生とは上手に無養生すること」と言っています。養生し過ぎて動かないと、かえって体力がなくなります。人間のからだは使うことで発達します。上手に使い、上手にケアすることが大切で、手足のお灸や熱鍼は最適です。

施術にあたって

下腹部、鼠径部、仙骨部の経絡の滞りが下腹部の冷えの原因となります。経絡では肝経、脾経、腎経、小腸経が深く関わっています。

施術の実際

①足の基本療法と手の基本療法（38〜40ページ参照）を行ってください。

②鼠径部から大腿部の内側を温めた熱鍼で下から上に点状あるいは線状刺激してください。

③腸骨際、寛骨際、恥骨際、仙骨の周りを温めた熱鍼で点状あるいは線状刺激してください（②③ともに201ページの図65参照）。

④両足の4（肝帯）、9（脾帯）、10（腎帯）、12（小腸帯）を温めた熱鍼で面状刺激するとさらに効果的です（202ページの図66参照）。

つわり

どんな病気

つわりは一般に妊娠4〜7週ごろに始まり、ピークは8〜9週で、12〜16週ごろに終わりますが、個人差が大きいものです。

妊娠の週数は前回の生理のときから数えますので、次の生理予定日は妊娠5週の始まりに当たります。そのため、妊娠しているかどうかわからないうちに、つわりが始まることもあります。

症状は吐き気を感じるという人が多いのですが、微熱が続く、からだがだるい、食べ物の好みが変わる、頭痛、めまいなどの症状も見られます。

つわりの原因は不明ですが、妊娠するとホルモンの分泌が活発になって、ホルモンバランスが崩れるため、自律神経が不安定になるために起こるのではないかと考えられています。

つわりは個人差が大きく、ほとんど感じない人がいるかと思えば、吐き気が止まらず食事もとれない、家事もできない、ほかの子どもの面倒も見られないという人もいます。軽いつわりは趣味や仕事でまぎらわすことができますが、重くなるとそれだけでは解決しません。

ただし、つわりは病気ではなく生理現象です。もしかしたら、赤ちゃんがいますよ、というメッセージかもしれません。

大切なのは自分のからだの中に起きていることを受け止めて、自分の体調とまっすぐに向かい合うことです。妊婦の周りの人はつわりをよく理解して、よりそってあげたいものです。

熱鍼療法で経絡を刺激し、経絡の気の流れをスムーズにすることはつわりの改善に大変役立ちます。

施術にあたって

つわりの人は経絡のうちでも肝経、脾経、胃経の気の流れが滞っている場合が多いものです。肝経、脾経、胃経への刺激を中心に行います。

施術の実際（図67）

①足の基本療法と手の基本療法（38〜40ページ参照）を温めた熱鍼で行ってください。

とくに肝経、脾経など大腿の内側を中心に刺激してください。

②両足の4（肝帯）を温めた熱鍼で面状刺激してください。

③両足の9（脾帯）を温めた熱鍼で面状刺激してください。

④両足の7（胃帯）を温めた熱鍼で面状刺激してください。

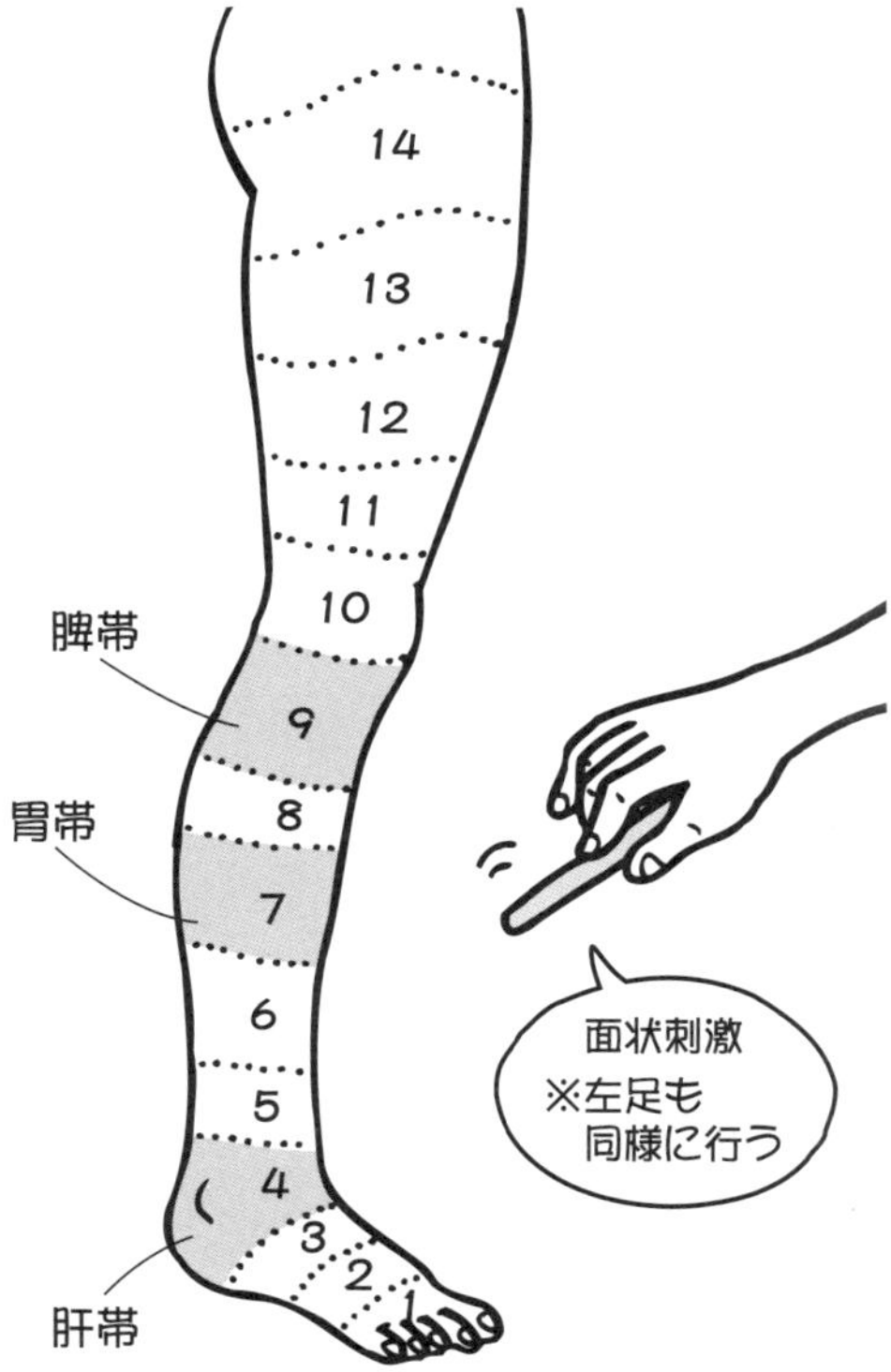
14
13
12
11
10
脾帯
9
胃帯
8
7
6
5
4
3
2
1
肝帯
面状刺激
※左足も
同様に行う

図67

逆子（骨盤位）

どんな病気

お腹の中の赤ちゃんはふつう頭を下に向けて、羊水の中に浮かんでいて、これを「頭位」といいます。一方、頭を上にして足やお尻が子宮口の近くにあるものを逆子（骨盤位）といいます。赤ちゃんが横向きの姿勢は「横位」といいます。

妊娠中期までは赤ちゃんの位置が定まっていないので、逆子の場合も多く見られます。しかし、赤ちゃんの頭は重いので、次第に重力によって自然に頭が下になる「頭位」になります。

そのため、妊娠中期までは約半数が逆子なのです。その後、妊娠30週くらいには約15％になり、逆子のまま出産する人は全体の３～４％くらいです。

妊娠７ヵ月で逆子だった場合には90％、妊娠８ヵ月では80％、９ヵ月では65％が自然に「頭位」になります。

しかし、その後は赤ちゃんが大きくなり、回転しづらくなるので、なかなか治りにくくなるのです。

逆子にもさまざまなものがあり、お尻が下で足を伸ばしてV字型になっている場合、あぐらをかいている場合などはそのまま分娩が可能なこともあります。しかし、両足で立った状態になっていたり、両ひざをついたような状態になっている場合は帝王切開しなければならないことが多いものです。

早めの熱鍼療法は逆子を治すのに大変に有

効です。

施術にあたって

つわりの原因はさまざまですが、鼠径部の経絡の滞りなど異常な反応が見られることが多いものです。この異常な反応から赤ちゃんが頭を避けるために逆子になることがあります。

冷えも影響が大きいものです。腓骨際から上がった冷えで逆子になったものは膀胱経の至陰のツボのお灸が、脛骨側の冷えが原因のものは逆子のツボとして有名な脾経の三陰交のお灸が効果的です。

しかし、肝臓、腎臓など臓器に異常があると、これらのツボにお灸をしても効果は出ません。このような場合は、熱鍼による下肢の経絡刺激が有効です。

足の三陰、三陽の経絡を熱鍼で整えることで、鼠径部の異常が取り除かれ、赤ちゃんは正常な位置になります。

施術にあたって

①足の基本療法と手の基本療法（38〜40ページ参照）を温めた熱鍼で行ってください。

乳腺炎

どんな病気

乳腺炎は原因によって大きく三つに分けられます。授乳中に乳腺に細菌が感染して起こる乳腺炎、陥没乳頭などが原因となる慢性乳腺炎、乳汁が分泌されずに乳腺内にたまることで起こるうっ滞性乳腺炎の三つです。このうち、うっ滞性乳腺炎がもっとも多く見られます。

症状はさまざまで、もともとあった小さなしこりが徐々に大きくなり熱を持つ場合、ある日突然大きなしこりができて高熱が出る場合、熱はないが乳房が石のように硬くなり授乳できない場合などで、放っておくと徐々に悪化し、手術しなければならなくなります。

乳腺炎にかかっているお乳は質が悪く、味が悪いため、赤ちゃんが飲むのをいやがったり、まったく受け付けないこともあります。

なかなかお乳を飲んでくれない、乳頭を噛むなどという場合には乳腺炎が原因となっていることもありますので、思い当たる場合は受診をお勧めします。

乳房が脹っていたり、炎症を起こしている患部に直接触れると、苦痛を伴い、炎症を増強することもあるので、注意しなければなりません。

熱鍼を上手に利用すると、気持ちよく、簡単に改善させることができます。

施術にあたって

乳房のトラブルの多くは肩甲骨周りや肩の棘際上肢の循環をよくすることで改善できます。とくに脇の下や肘は重要です。乳腺炎にかかっている場合、手を上げて脇の下に触れてみると硬い、あるいはピンポン玉からテニス玉くらいのしこりのある人がいます。脇の下のリンパ液や気の流れが悪くなっているためです。それと同時に肘関節の前後にも特有の硬さが見られます。

熱鍼で硬さや塊を改善させることで、快方に向かわせることができます。熱鍼施術をしたあと、さわってみると、硬さやしこりが小さくなっているのを確かめられます。

⑤乳管のつまりと陥没乳頭には乳頭先端部と乳頭部の周りの熱鍼が大変有効です。

施術の実際（図68）

①足の基本療法と手の基本療法（38～40ページ参照）を温めた熱鍼で行ってください。

②肘の前後、上下、脇の下を温めた熱鍼で線状あるいは点状刺激してください。

③さらに下図のように肩甲骨の周囲、背骨の上部の肩甲棘際、乳房の周囲を温めた熱鍼で線状あるいは点状刺激してください。

④両足の9（脾帯）、7（胃帯）、4（肝帯）を温めた熱鍼で面状刺激してください。

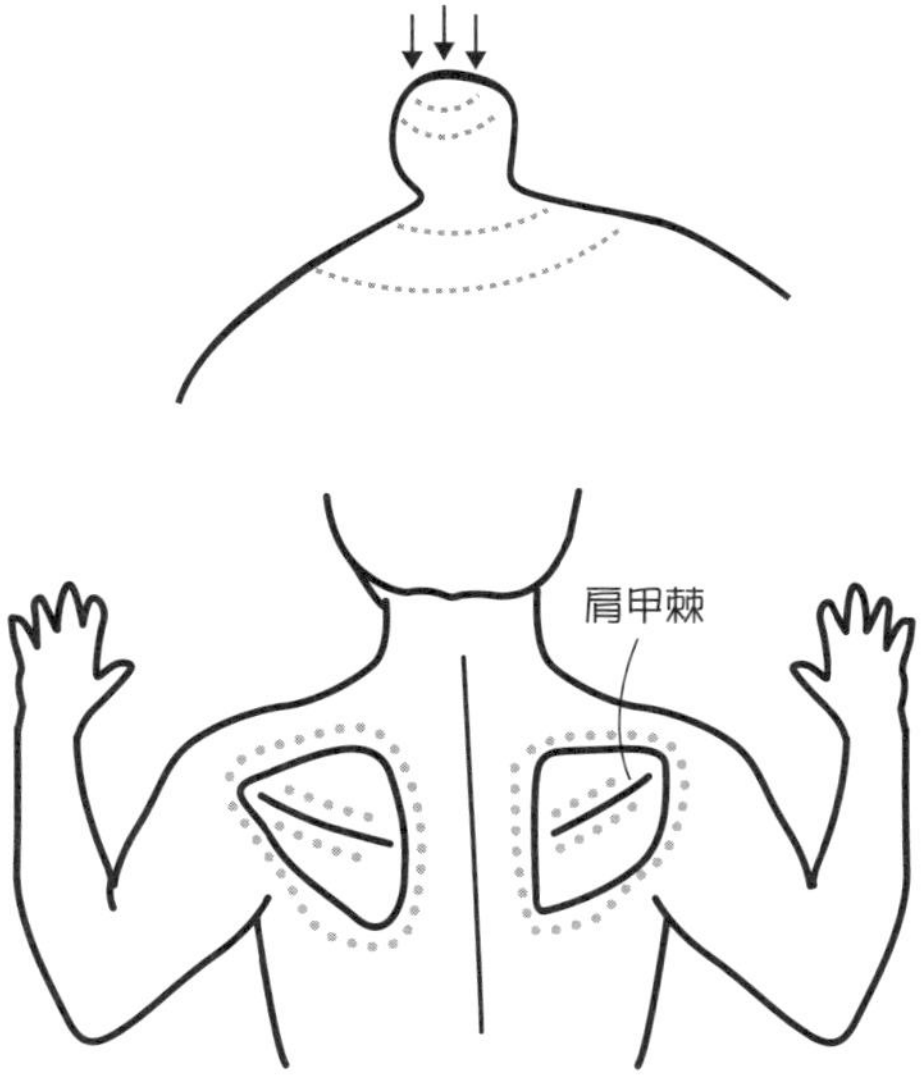

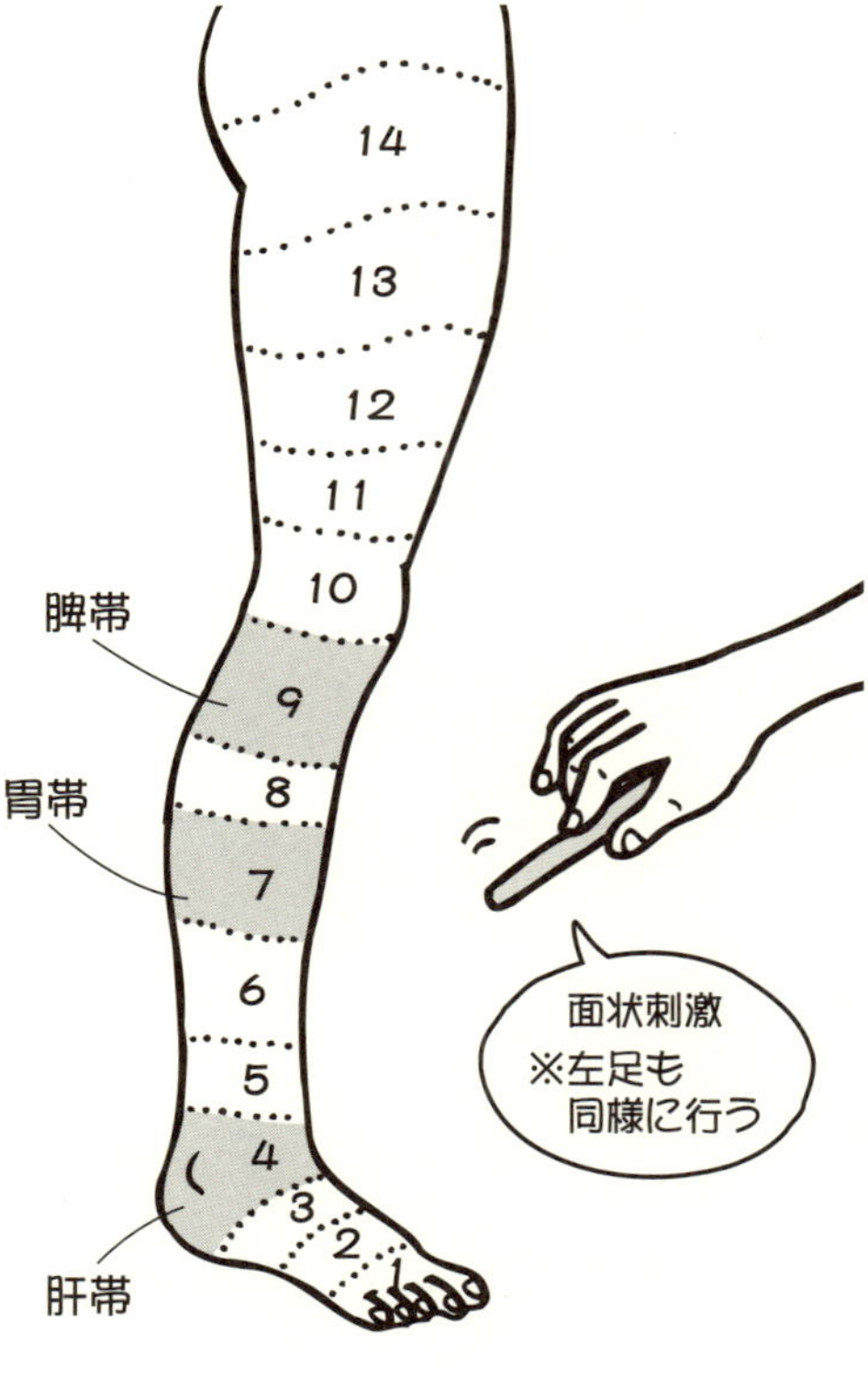

図68

⑫症状

発熱

どんな症状

日本人の脇の下の平均温度は36・89度ですが、体温には個人差があるため、一概に何度ならば発熱とは決められません。健康なときの平熱をチェックしておいて、それより上昇した場合に発熱と考えます。

風邪をひくと発熱します。風邪のウイルスがからだに侵入してくると、白血球やマクロファージのような免疫活性食細胞はウイルスをやっつけようと戦いを始めます。ウイルスとの戦いが始まると、サイトカインという発熱物質をつくります。サイトカインは血流にのって、やがて脳の視床下部にたどりつきます。すると視床下部の体温調節中枢がからだの各部に体温を上げるようにという指令を出します。この指令に基づいて、からだは熱を上げる活動を始めます。

このように発熱はからだが外敵から身を守る生体防御の一つなのです。

そのため、発熱したら解熱を最優先するよりも、まずは体力の消耗を防ぐため、静かに休み、38度以上ある場合には氷枕などで頭を冷やしてください。

発熱の原因を確かめ、尿、便、呼吸器、消

化器などに異常がないかどうかを調べてください。発熱のほかに異常がある場合には受診しましょう。

発汗しているときは十分に発汗させ、ぬれたからだをふいて、下着やパジャマ、シーツをこまめに取り替えます。

部屋の空気はときどき入れ替え、食事は胃への負担が少ない消化のよいものを選んでください。寒気がする場合には、電気あんかなどでからだを温めます。

脱水症状を起こさないために、水分はイオン飲料、湯ざましなどを十分に摂取してください。

施術にあたって

熱鍼の施術は、発熱に伴うだるさや疲労感を取り去るのに適しています。経絡の気の流れを整えることで、病気回復を早めることができるでしょう。

施術の実際（図69）

①足の基本療法と手の基本療法（38〜40ページ参照）を行います。
②何らかの感染症がある場合には両足の9（脾帯）、7（胃帯）に温めた熱鍼で面状刺激を行います。
③熱がだらだら続くようなときは両足の4（肝帯）に温めた熱鍼で面状刺激を行い、次に足の基本療法と手の基本療法を行ってください。

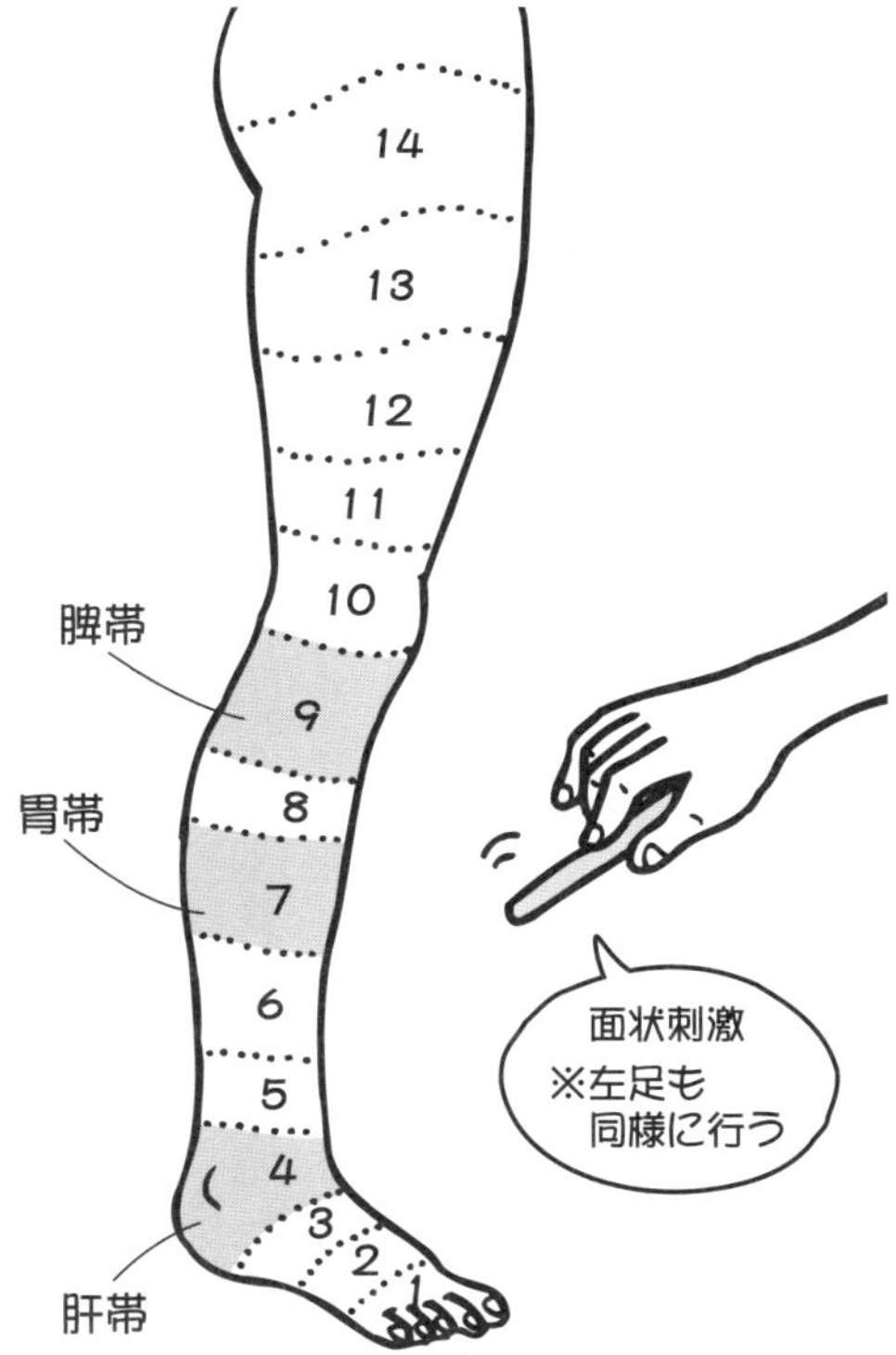
14
13
12
11
10
脾帯
9
胃帯
8
7
6
5
4
3
2
1
肝帯
面状刺激
※左足も
同様に行う

図69

けいれん

どんな症状

けいれんは自分の意思とは関係なく、筋肉が勝手に激しく収縮を起こす一種の発作です。全身性のものと、からだの一部が起こすものとがあります。

乳幼児では熱性けいれん、成人ではてんかん発作、まぶたのけいれん、片側顔面けいれんがよく見られます。

熱性けいれんは乳幼児が発熱したときに起こします。急に手足がこわばり、目があらぬ方向を向いて、口からあわをふき、唇や顔色が紫色になります。このような状態が30秒から3分くらい続いて、けいれんは治まります。生後半年くらいから起こしやすくなり、5、6歳くらいまで続きます。

熱性けいれんは手当をしなくても自然に治まり、脳に障害を残すこともないので、落ち着いて対処しましょう。揺り動かしたり、大声で声かけをしてはいけません。

てんかんは脳細胞に起こる異常な神経活動です。突然意識がなくなり、全身の筋肉の強直や手足のけいれん発作を起こします。このような症状が数分間続いたあと、治まります。けいれんを起こしたら、吐いたもので窒息しないよう顔を横に向けて寝かせます。てんかんは抗てんかん薬などでの治療が必要です。

まぶたのけいれんはパソコンのし過ぎやストレスで起こります。同時にからだのだるさや首こり、頭痛などを感じます。目のマッサージなどで目の疲れを取る、十分に睡眠をとることなどで解消します。

片側顔面けいれんは顔の片方だけがピクピクと動いて引きつれ、目の周りもけいれんします。女性に多く見られます。

熱鍼療法はまぶたのけいれんや片側顔面けいれんなどに非常に有効です。

施術にあたって

けいれんと関係の深い経絡は肝経です。どんなけいれんにも肝経が関与するといっても過言ではありません。

施術の実際（図70）

①両足の4（肝帯）に温めた熱鍼で面状刺激を行います。

②発作を起こしている筋肉の両はじ（起始、停止）を温めた熱鍼で点状刺激します。

③足の基本療法と手の基本療法（38〜40ページ参照）を行ってください。

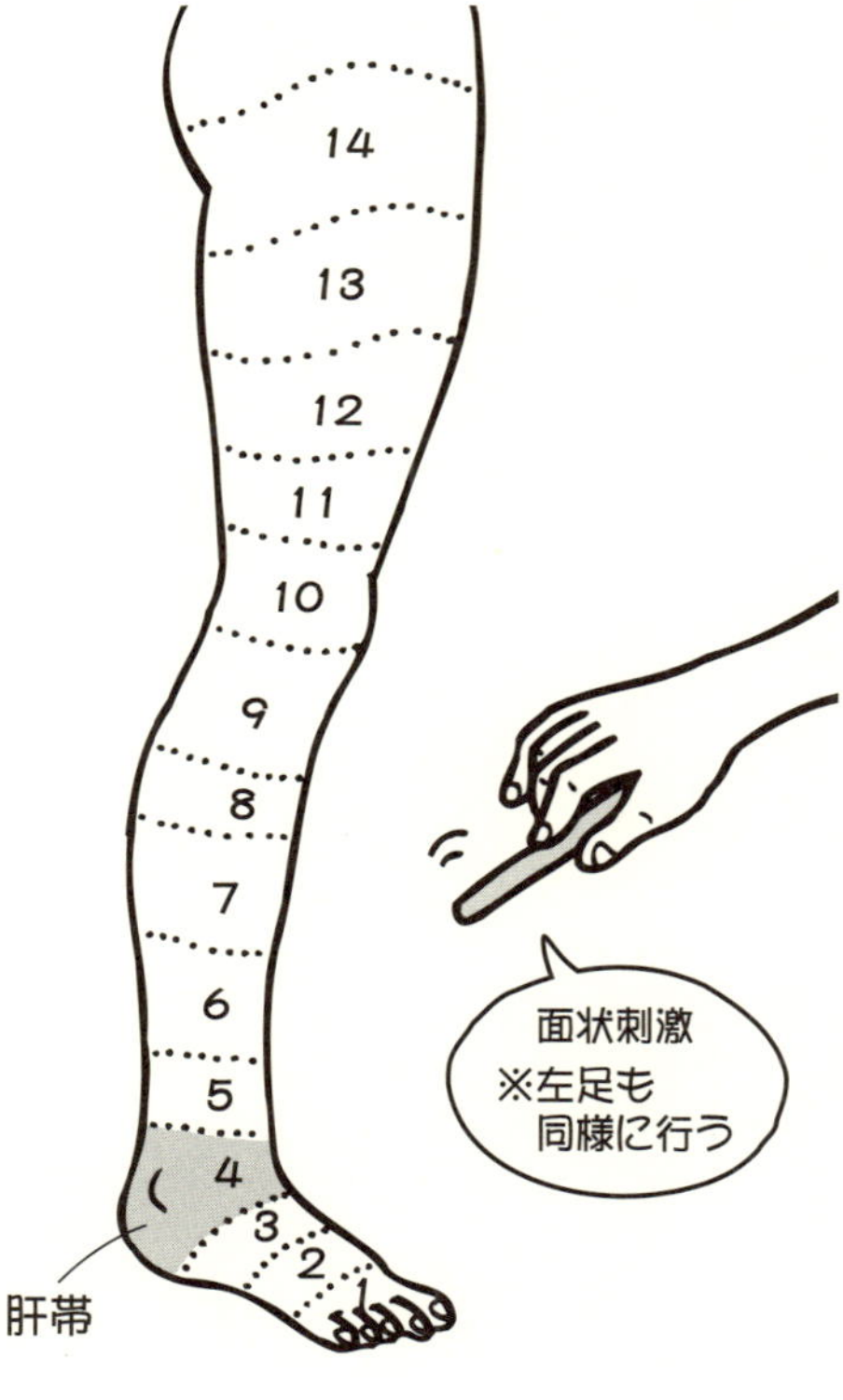
14
13
12
11
10
9
8
7
6
5
4
3
2
1
肝帯
面状刺激
※左足も
同様に行う

図70

浮　腫

どんな症状

まぶたが腫れぼったい、足がむくむなどはだれにでも見られる症状です。むくみは、静脈の働きが衰えて、リンパ液がスムーズに流れなくなり、細胞間液が細胞と細胞の間に余分にたまるために起こる現象です。むくむ原因は、水分のとり過ぎや塩分のとり過ぎなどです。

座りっぱなし、立ちっぱなしなど、長時間同じ姿勢でいる、冷えて血行不良などが起き新陳代謝が低下する、生理時のホルモンの影響、ビタミン・ミネラル不足、薬なども原因になります。

立ち仕事をしたり、１日中座っていると足がむくむのは、筋肉が疲れ、血流を心臓に戻す力が弱るからです。

病気と関係の深い浮腫は、全身がむくむ場合は腎臓病、心臓病、肝臓病、内分泌障害、栄養不足など、顔がむくむ場合は生理や薬剤の影響、腹部は肝硬変、慢性膵臓炎、足の場合は心臓病、妊娠、下肢静脈瘤などが疑われます。このような場合は原因となる病気治療を優先させます。

一過性の浮腫を解消させるには、マッサージをする、温かいお風呂に入ることなどがお勧めです

顔のむくみを取るには、冷水と温水とで交互に顔を洗って血行を改善させるとよいでしょう。

浮腫によい食べ物は、利尿作用のある小豆、

スイカ、キュウリ、冬瓜、カリウムを含むバナナ、リンゴ、昆布、ビタミンB_1の多い豚肉、豆腐、カボチャなどです。むくみやすい人は、このような食べ物を積極的にとりましょう。

予防には、こまめにからだを動かして、長時間同じ姿勢を続けないことなども大事です。

基礎代謝力を上げ、新陳代謝を活発化するのも効果があります。運動をして、筋肉を丈夫にすると基礎代謝力が上がります。

施術にあたって

一過性の浮腫を早く解消させたり、新陳代謝を活発化させるのに熱鍼療法は大変役立ちます。

施術の実際（図71）

①両足の4（肝帯）に温めた熱鍼で面状刺激を行います。

②両足の10（腎帯）に温めた熱鍼で面状刺激を行います。

③両足の9（脾帯）に温めた熱鍼で面状刺激を行います。

④両足の3（心帯）に温めた熱鍼で面状刺激を行います。

⑤足の基本療法と手の基本療法（38〜40ページ参照）を行ってください。

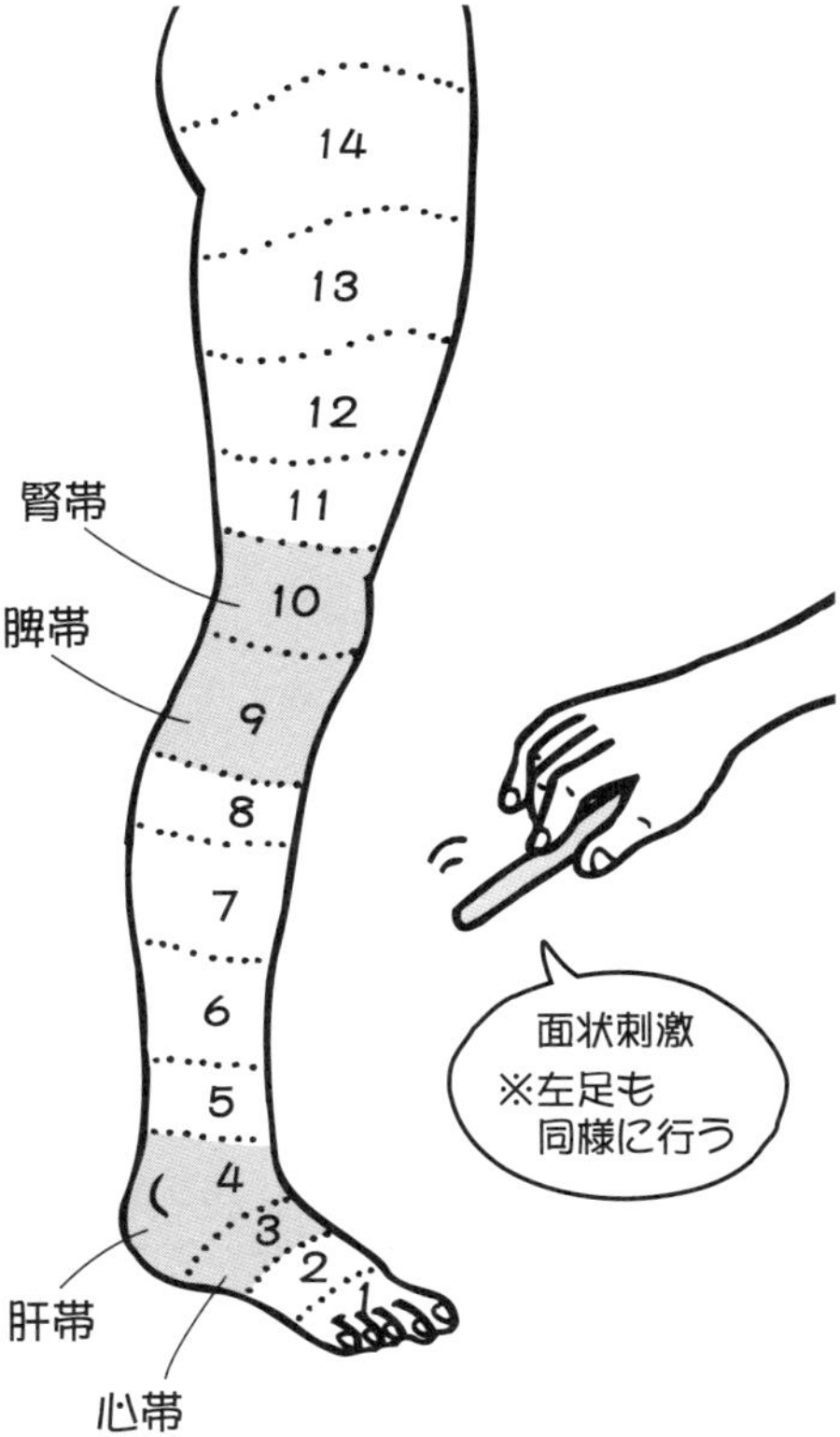
14
13
12
11
10
9
8
7
6
5
4
3
2
1
腎帯
脾帯
肝帯
心帯
面状刺激
※左足も
同様に行う

図71

不眠

どんな症状

不眠に悩んでいる人は多く、加齢とともに眠れなくて悩む人は増えます。

原因はさまざまですが、からだの不調、生活環境の変化、悩み、イライラなど精神的なストレスのほか、運動不足、暑さ、騒音なども影響します。

眠れないために薬やアルコールに頼る人がいますが、だんだん摂取量を増やさないと眠れなくなり、どんどん薬やアルコールの量が増えるという悪循環に陥りがちです。

不眠には寝付きの悪い入眠障害タイプ、夜中に目が覚める中途覚醒タイプ、朝早く目が覚めてしまう早朝覚醒タイプ、眠りが浅い熟睡障害タイプなどがあります。

入眠障害は、高齢者や神経質な人に多く見られます。布団に入ってから1時間以上眠れないのは苦痛です。心配事や悩み事を考えていれば眠れなくなるのは当たり前なので、眠るときはなるべく考えないようにして、精神をリラックスさせましょう。

夜中に目が覚めてしまう中途覚醒は、眠りが浅いのが原因です。中高年になると眠りの質が落ちて、深い眠りのノンレム睡眠が減ります。適度な運動をすることや、規則正しい生活のリズムを取り戻すことで解消させましょう。

早朝覚醒は朝早く目覚めてしまって眠れなくなるもので、高齢者や躁鬱病の人に多く見られます。ストレスがあると症状が悪化しますので、精神状態を安定させることで少しずつ解消させます。

熱睡障害は眠りが浅く、熱睡したという満足感がないものです。また、睡眠がとれないと病気になるのではないかという不安感やあせりがさらに不眠を助長させることも多々あります。精神疾患が原因になっていることもあります。

いずれにしても、不眠はいつまでも続くものではないと考え、睡眠前に静かな音楽を聴く、入浴するなどのほか、照明、騒音などに気を配り、眠りやすい環境に配慮することで改善しましょう。

施術にあたって

気持ちを落ち着かせ、よりよい睡眠に導くために、熱鍼療法は大変効果的です。

施術の実際（図72、73）

①後頭骨際と脊柱の際に温めた熱鍼で点状刺激を行います。

②両足の4（肝帯）、6（胆帯）、8（三焦帯）に温めた熱鍼で面状刺激を行います。

③足の基本療法と手の基本療法（38～40ページ参照）を行ってください。

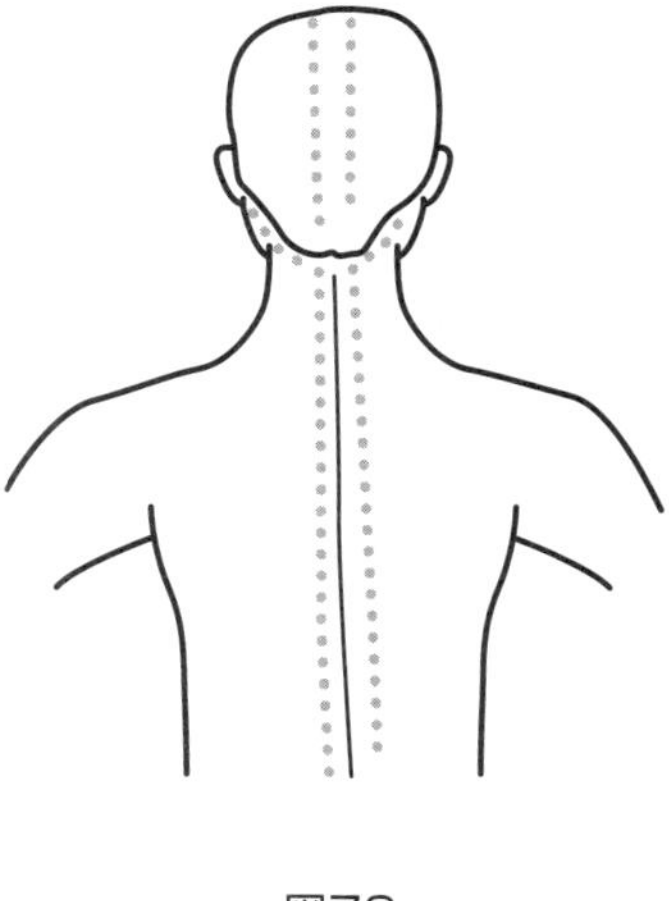

図72

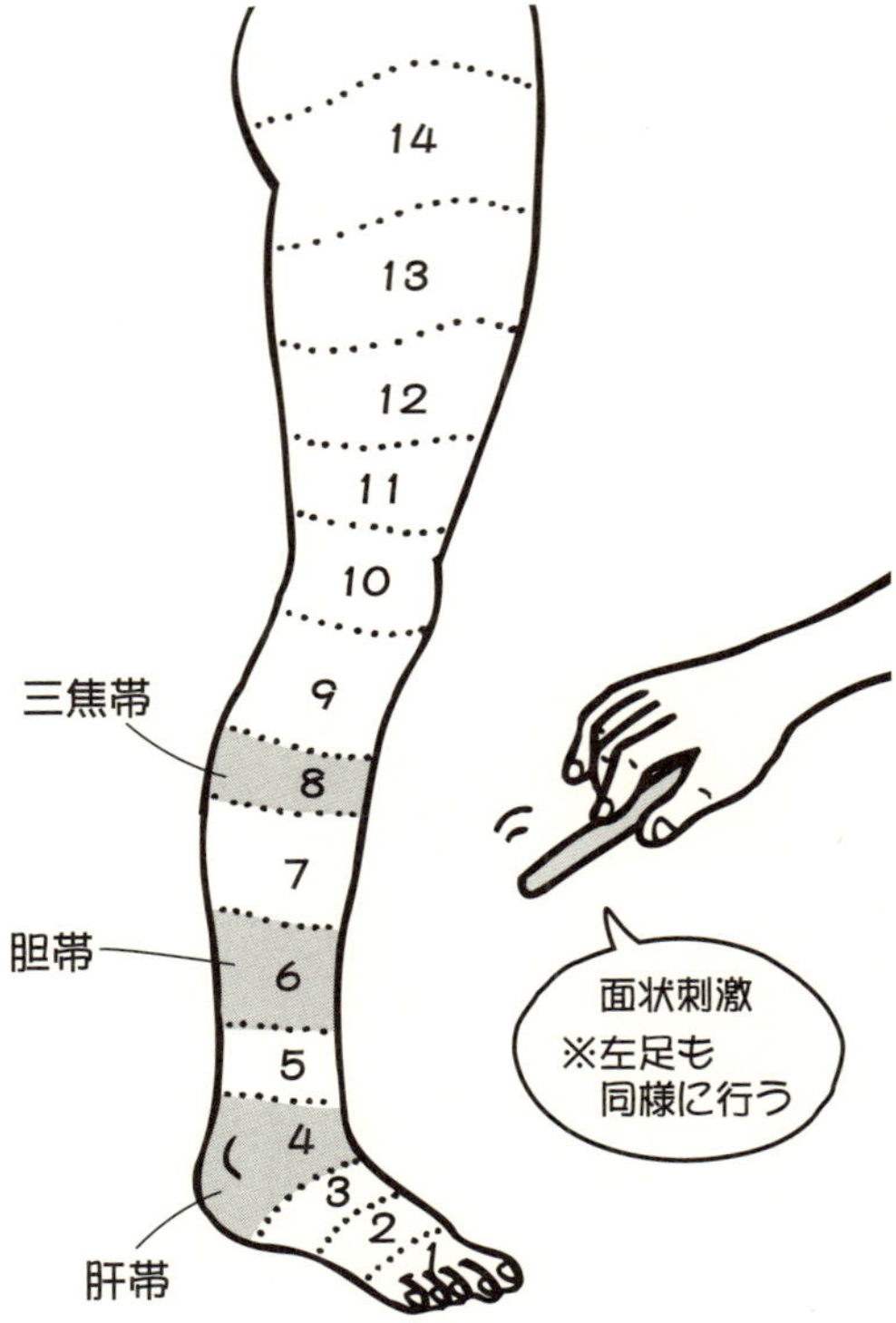
14
13
12
11
10
9
三焦帯
8
7
胆帯
6
5
4
3
2
1
肝帯
面状刺激
※左足も
同様に行う

図73

冷え性

どんな症状

冷え性はからだの特定な部分だけ冷たくなり、それが不快に感じられる症状のことで、このような状態が６ヵ月以上も続くものを冷え性といいます。冷え性で悩む人はとても多く、日本では男女を問わず、２人に１人は冷え性といわれています。

さまざまな理由で末梢神経が収縮して、皮膚まで達する血液が不足ぎみなときに起きます。

冷え性の人に一番多く見られるのは、手や足が冷えてつらいという症状です。夏でも手袋をしていたい、靴下をはかないと眠れないと訴える人もまれではありません。

次いで、女性に多く見られるのは腰、肩、首の冷えです。月経困難症を伴うこともあります。下半身は冷えているのに、上半身はほてるという症状も見られます。

冷え性の人はトイレが近く、夜中に何度もトイレに起きる、顔や足がむくむ、肌荒れや肌がかさつくなどの症状も伴います。さらに風邪をひきやすく、下痢や便秘になりやすいものです。冷えは万病の元といわれます。冷え性なのだから仕方がないなどとあきらめずに早めに解消させましょう。

適度な運動は、新陳代謝を高め、エネルギーが燃えやすいからだづくりに役立ちます。

施術にあたって

冷え性は皮膚感覚、自律神経、血液循環機

能などがうまく働かないために起きていることが多いものです。東洋医学の五行論では冬は腎・膀胱が関係の深い臓器で、経絡でも腎経・膀胱経が冬や寒さともっとも関係の深い経絡と考えます。さらに膀胱経には冬の寒さからからだを守ってくれる作用があると考えており、膀胱経を中心に、五臓六腑の機能を高める熱鍼療法を行います。

施術の実際（図74）

①足の基本療法と手の基本療法（38〜40ページ参照）を行ってください。
②両足の10（腎帯）に温めた熱鍼で面状刺激を行ってください。
③両足の13（膀胱帯）に温めた熱鍼で面状刺激を行ってください。
④両足の12（小腸帯）に温めた熱鍼で面状刺激を行ってください。
⑤両足の8（三焦帯）に温めた熱鍼で面状刺激を行ってください。
⑥両足の2（肺帯）に温めた熱鍼で面状刺激を行ってください。

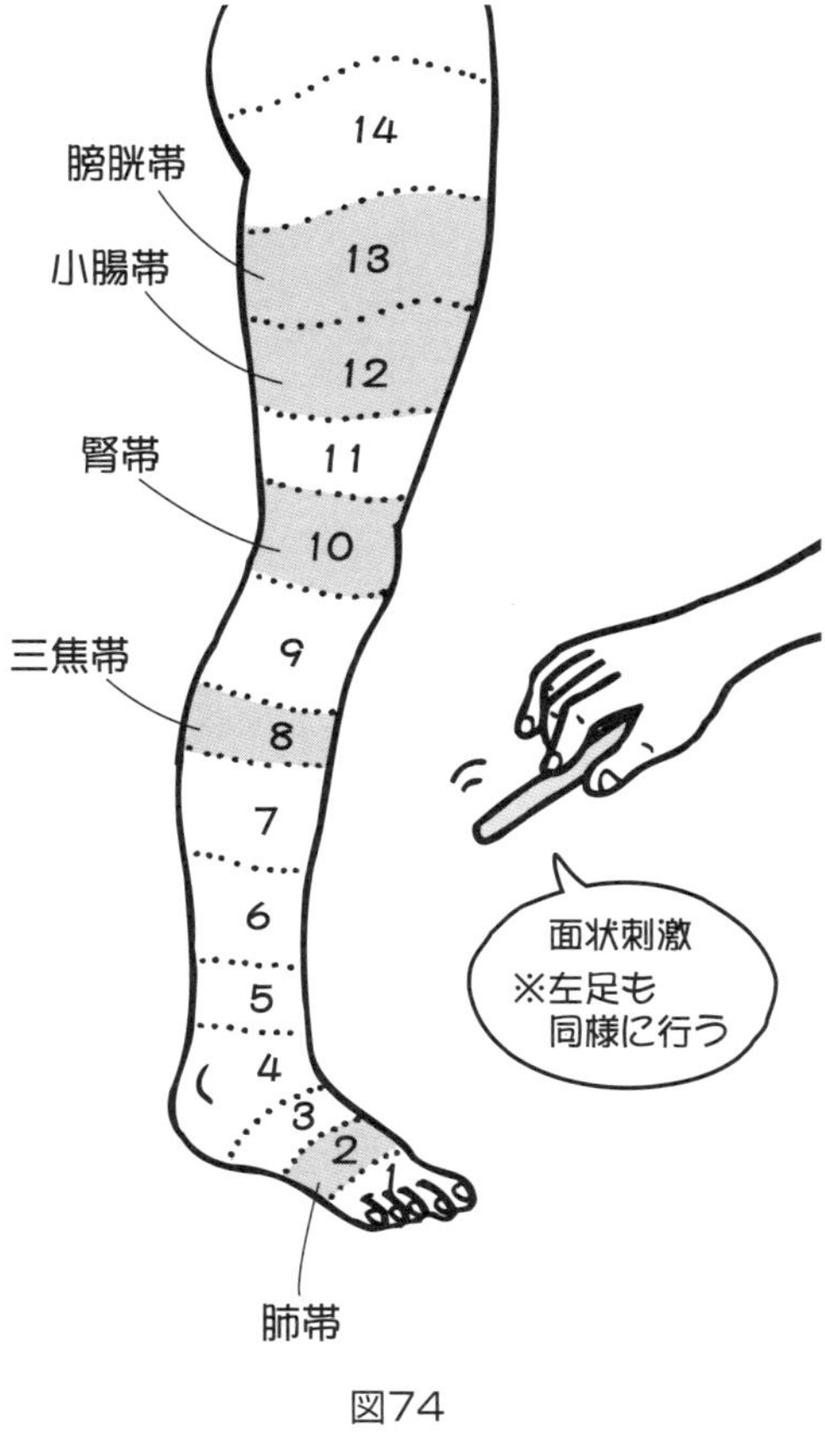
14
膀胱帯
13
小腸帯
12
11
腎帯
10
9
三焦帯
8
7
6
5
4
3
2
1
肺帯
面状刺激
※左足も
同様に行う

図74

二日酔い

どんな症状

二日酔いは飲んだ翌日になっても酒が体内に残っている状態のことです。からだがアルコールを分解できる量を超して飲むと起こります。アルコールを分解できる量は人によって違いますから、二日酔いを避けるにはまず自分の適量を知らなければなりません。

日本人はアルコール分解能力がそれほど強くないため、二日酔いになりやすい傾向があります。

症状は吐き気、頭痛、胸焼け、のどの渇き、脱力感、寝不足感などがあります。アルコールの分解過程で生じたアセトアルデヒドと、アルコールの利尿作用による一過性の脱水症状のために起きている症状です。

二日酔いになったら、時間がたってアルコールが分解されるのを待つのが一番です。吸収したアルコールの95％は肝臓で分解されるため、ふだんから良質のたんぱく質やビタミン・ミネラルの多い食事をとって肝臓の機能を高めることもよいでしょう。

予防にはアルコールを飲む予定の日の前日から睡眠を十分にとって、体調を整えておきましょう。

空腹のままですと、早く酔います。アルコールは小腸で多く吸収されるので、空腹だと胃から小腸にすぐアルコールが送られ、吸収されて血中のアルコール濃度が高くなるからです。

飲む前に牛乳を飲むのもよいでしょう。よ

くアルコールをチャンポンすると酔いやすいといいますが、チャンポン自体に問題があるわけではありません。しかし、お酒の種類が変わると目先が変わって、また飲めるような気になり、飲み過ぎる傾向があります。

飲むときは、つまみを食べながら、できるだけゆっくり飲むようにすると、アルコール摂取の絶対量を減らすことができます。

施術にあたって

経絡では肝経、脾経、腎経を丈夫にすることで、二日酔いの予防に大変役立ちます。飲む機会の多い人は日頃から、この経絡帯への熱鍼療法を行いましょう。

施術の実際（図75）

①両足の4（肝帯）に温めた熱鍼で面状刺激を行います。
②両足の9（脾帯）に温めた熱鍼で面状刺激を行います。
③両足の10（腎帯）に温めた熱鍼で面状刺激を行います。
④足の基本療法と手の基本療法（38〜40ページ参照）を行ってください。

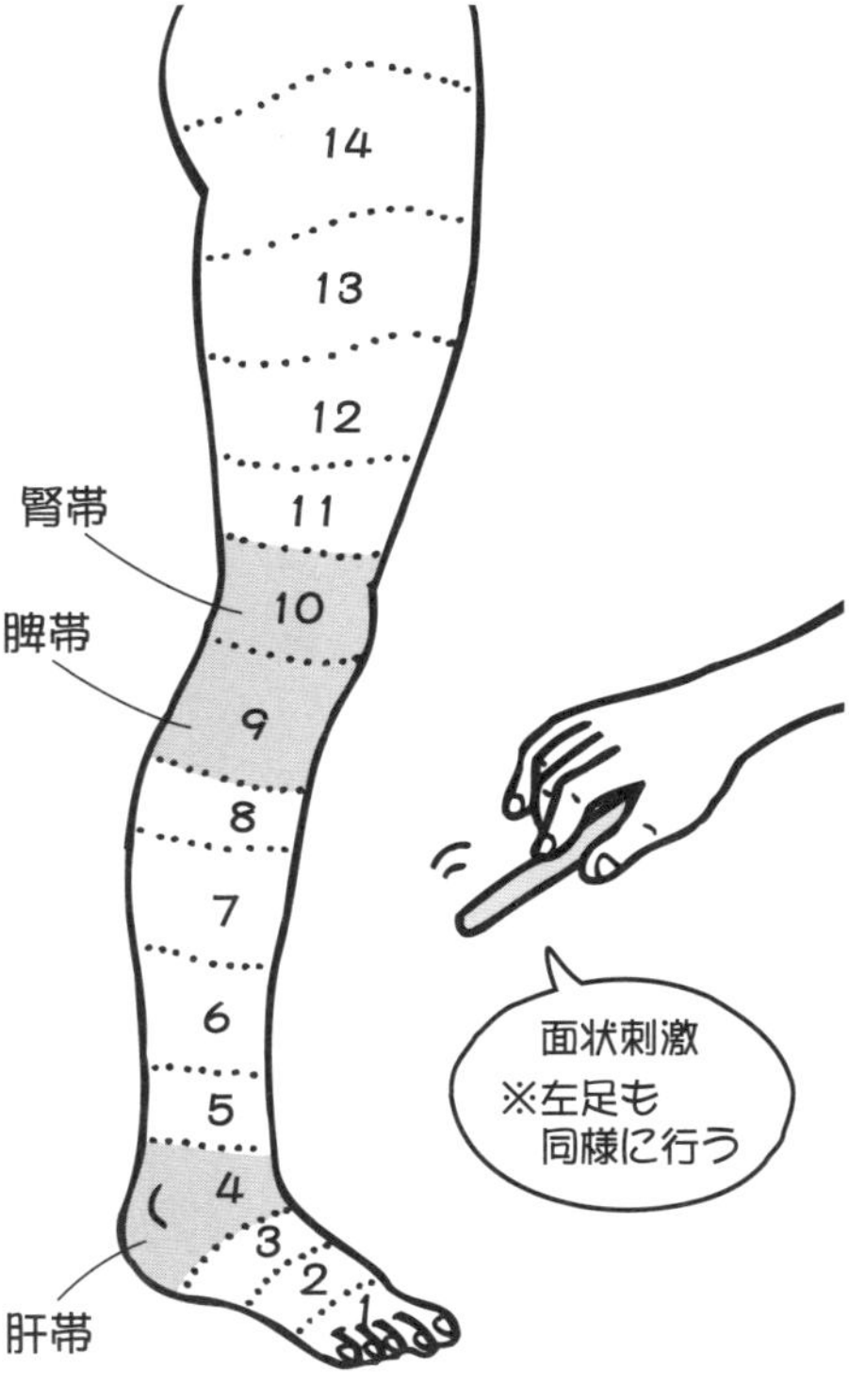
14
13
12
11
腎帯
10
脾帯
9
8
7
6
5
4
3
2
1
肝帯
面状刺激
※左足も
同様に行う

図75

悪心・嘔吐・車酔い

どんな症状

悪心は吐き気がある状態で、嘔吐は胃や腸の内容物が口から吐き出される状態をいいます。嘔吐の際には冷や汗が出る、顔面が蒼白になるなどのほか、めまい、脱力感などを伴うことがあります。

このような症状は急性虫垂炎、腸閉塞、急性胃炎、食中毒、胃・十二指腸潰瘍などの消化器系疾患の際に見られますが、もっとも多く見られるのはアルコールの飲み過ぎによるものです。そのほか、車酔い、つわりなどでも悪心や嘔吐は見られます。

嘔吐に下痢を伴っている場合には脱水症になりやすいため、注意しましょう。

悪心、嘔吐があるとき、吐き気が強い間は何も食べたり飲んだりしないで、胃をからっぽにします。吐き気が落ち着いてきたら、スプーンに1杯ずつイオン飲料や湯冷ましを飲みます。少量ずつ回数多く飲むことが大切です。

車酔いは動揺病ともいい、船、バス、車、飛行機などに乗ったときに悪心・嘔吐を起こすものです。顔面が蒼白になり、冷や汗が出て、吐き気がしてきます。

内耳にある三半規管は平衡感覚をつかさどる器官です。三半規管の情報は脳にいき、それが眼球に伝えられて、頭の位置と同じように動くように指令されます。しかし、頭の位置と目から入る情報がズレると、車酔いになります。遠くを見ていると酔わないのは、この情報のズレが少なくなるからです。

車酔いは子どもに多く見られますが、これは経験不足からきているもので、成人すると治る場合も多いものです。

ふだん酔わない人でも、寝不足、空腹があったり、車中での読書、急ブレーキなどがあると酔うので注意しましょう。

施術にあたって

嘔吐しているときは止めずに、嘔吐が治まってから熱鍼療法を行います。車酔いには乗り物に乗る前に熱鍼療法を行うと予防になります。

施術の実際（図76）

①両足の4（肝帯）に温めた熱鍼で面状刺激を行います。

②両足の6（胆帯）に温めた熱鍼で面状刺激を行います。

③両足の9（脾帯）に温めた熱鍼で面状刺激を行います。

両足の5（心包帯）、8（三焦帯）への熱鍼はとくに車酔いに効果があります。

④足の基本療法と手の基本療法（38～40ページ参照）を行ってください。

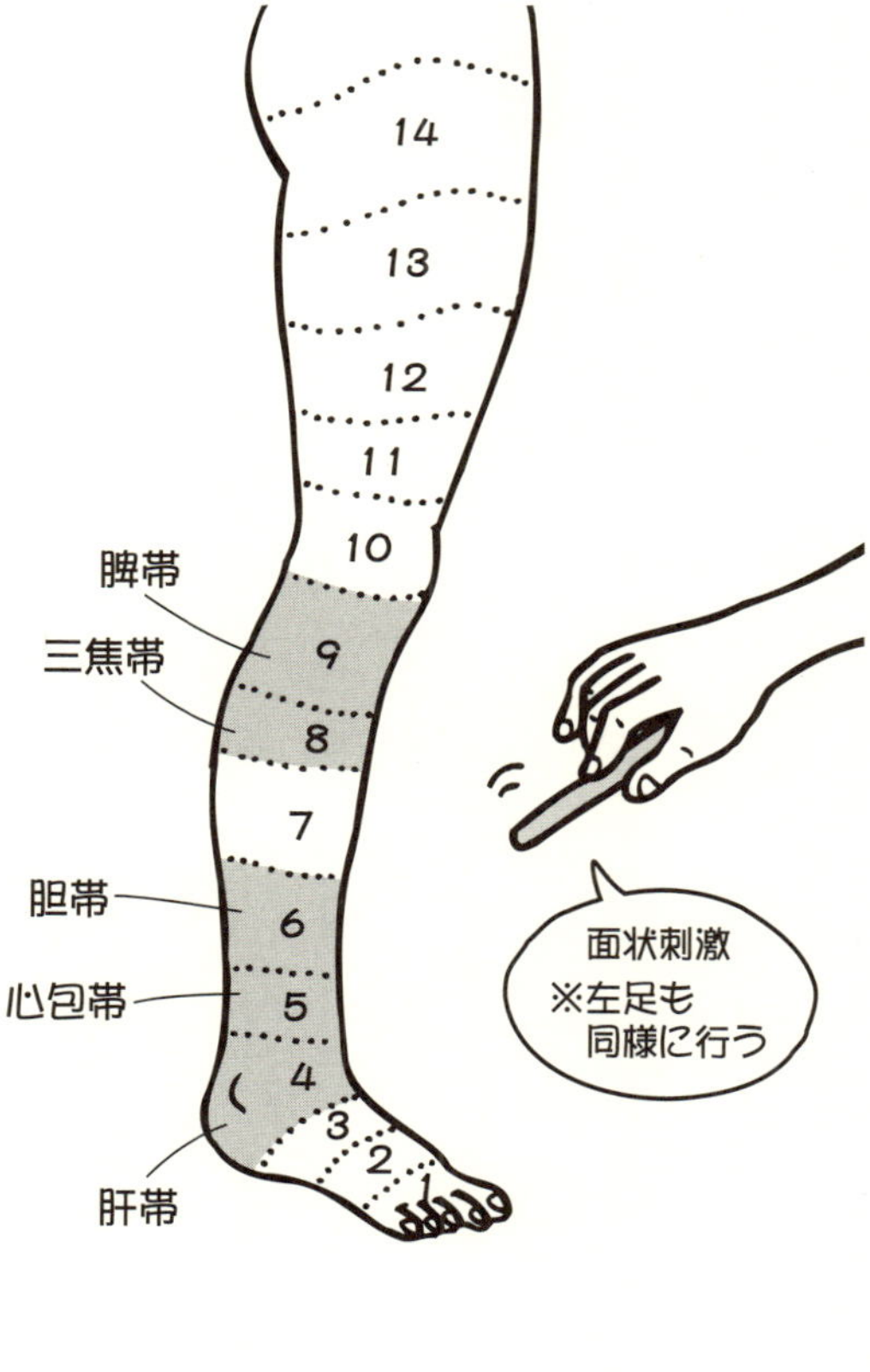
14
13
12
11
10
脾帯
9
三焦帯
8
7
胆帯
6
心包帯
5
4
3
2
1
肝帯
面状刺激
※左足も
同様に行う

図76

腹部膨満感

どんな症状

腹部膨満感はお腹がはる感じのことで、嘔吐、便秘などを伴うこともあります。

食べ過ぎるとお腹がはりますが、膨満感は少ししか食べていないのに、お腹がはって食べられない、空腹感を感じないものです。実際にお腹が大きくなっているわけではなく、消化器機能の変調や心理的な要因でそうなっています。

空気を飲み込んでしまう空気嚥下症で起きていることがあります。早食いをしたり、不安や心配があると、無意識のうちに空気を飲み込んでしまいます。さらに、疲労、不安、イライラなどは消化器の機能を低下させたり、規則的な食事がとれなくなるため、腹部膨満感の原因となることがあります。

そのほか慢性便秘症では、腹痛、吐き気などの症状を伴う腹部膨満感を起こします。この場合は、便秘を解消することで治ります。

結腸が異常に拡張する巨大結腸症は便秘と腹部膨満感が主な症状です。

胆石でも腹部膨満感がありますが、胆石の場合は右上腹部痛、発熱、黄疸などを伴います。

みぞおち、上腹部の痛みを伴う場合には慢性膵炎の疑いがあります。

肝硬変でも腹部膨満感を伴いますが、疲労感、食欲不振、無気力、黄疸、腹水などの症状が見られます。

女性では卵巣嚢腫が原因で起きていること

があります。無症状の場合が多いのですが、囊腫が大きくなると、下腹部痛や腹部膨満感を感じます。

施術にあたって

内臓の病気が原因の場合は、原因となっている病気の治療を優先させてください。熱鍼療法は心理的なものや空気嚥下症、慢性便秘などによく効きます。

施術の実際（図77）

①両足の４（肝帯）に温めた熱鍼で面状刺激を行います。
②両足の６（胆帯）に温めた熱鍼で面状刺激を行います。
③両足の９（脾帯）に温めた熱鍼で面状刺激を行います。
④左図のように骨盤の寛骨の際、鼠径部に温めた熱鍼で点状刺激を行います。
⑤足の基本療法と手の基本療法（38〜40ページ参照）を行ってください。

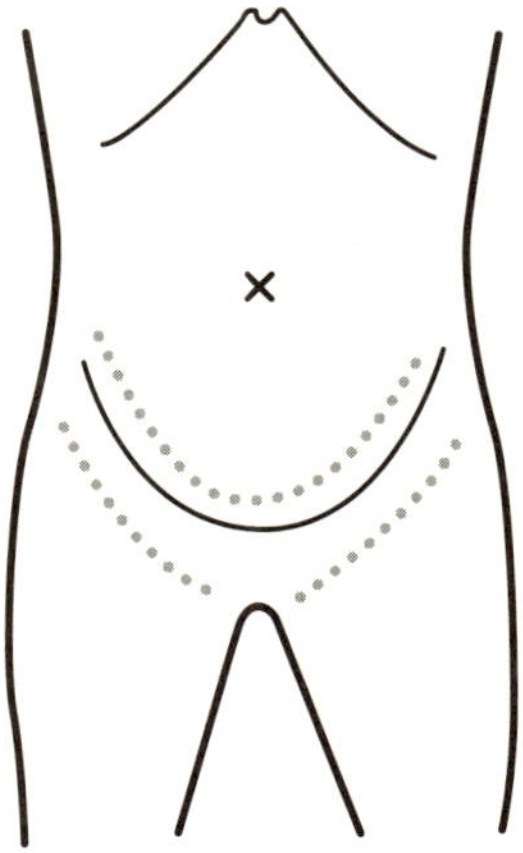

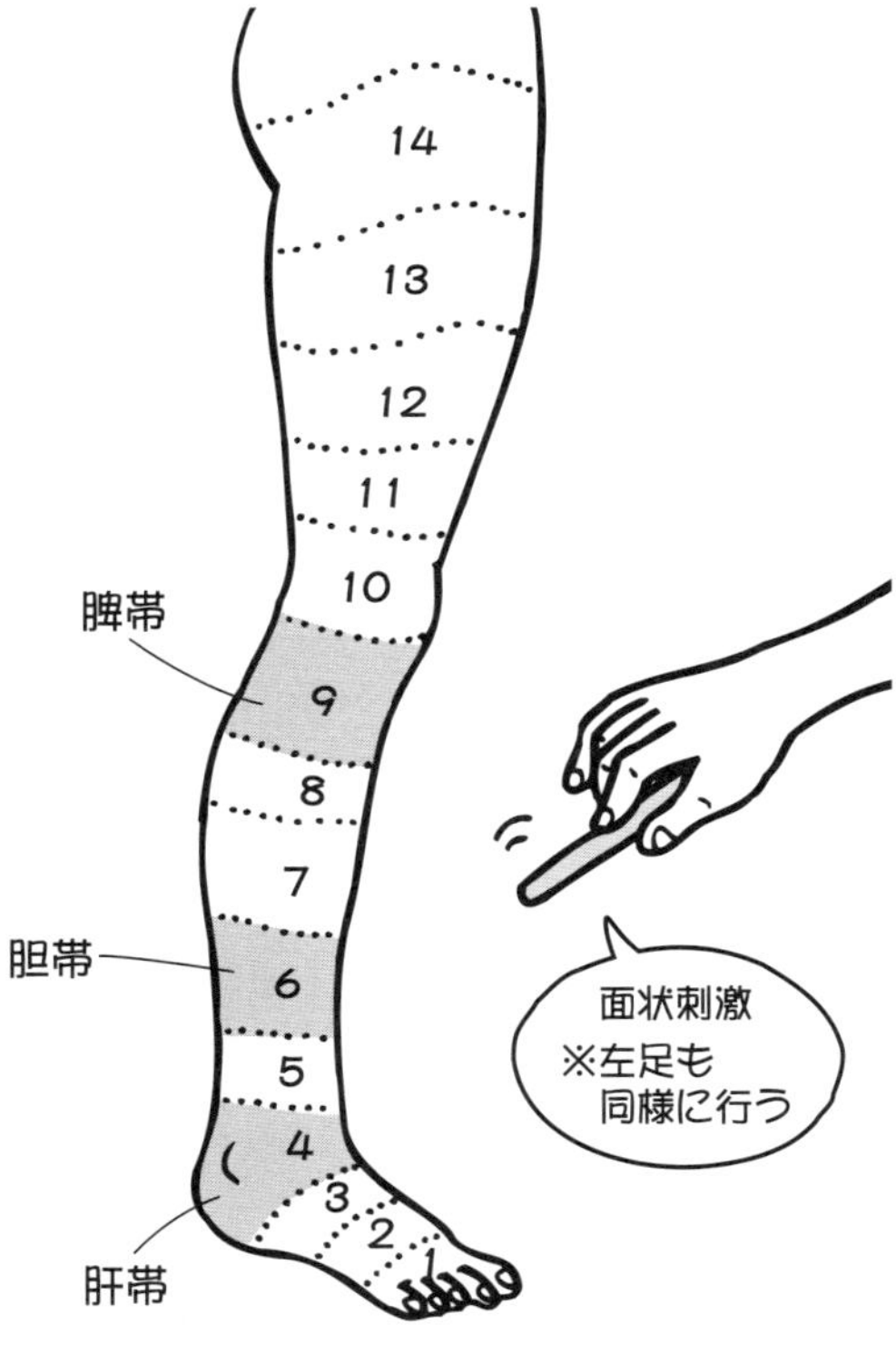
14
13
12
11
10
脾帯
9
8
7
胆帯
6
5
4
3
2
1
肝帯
面状刺激
※左足も
同様に行う

図77

のどが渇く

どんな症状

のどが渇くという症状は、のどが渇いて水が飲みたくなる場合と、ただ口の中が乾燥する口内乾燥感の場合があります。

だれでもからだの水分が少なくなると、自然にのどが渇きます。このような症状が出るのは、汗をかくなど水分を多く消費したときや、塩分をとり過ぎたときです。

病気が原因でのどが渇く場合もあります。のどの渇きとともに多尿、多食などを伴う場合には糖尿病が疑われます。

また、のどの渇きと多尿を主症状とする疾患には尿崩症があります。

加齢とともに筋力が低下していくと、唾液腺への刺激が弱くなり、唾液の分泌量が減少して、結果として口内が乾燥します。ストレスなどが原因で唾液腺の分泌量が減少することもあります。

更年期障害でのどの渇きが起きている場合には、生理不順、肩こり、腰痛、動悸などを伴います。

唾液腺や涙腺の分泌障害を起こすシェーグレン症候群でも口内の乾燥が見られます。

運動や高熱による発汗で水分不足になっているときは、必要な水分を十分にとりましょう。

唾液腺分泌は自律神経がコントロールしています。ストレスで脳の中枢神経のバランスが崩れると、本来は水分が足りているのに足りないという指令を出すことがあります。このようなときは精神をリラックスさせて、ゆっくり口に含んでから水分を少しずつとるようにしましょう。

食事のときは早食いはやめにして、よく噛むようにしましょう。よく噛むと唾液腺が活発に活動するようになります。

施術にあたって

病気によるのどや口の渇きは、病気治療を優先させてください。ストレスや自律神経のバランスの崩れ、熱中症によるのどや口の渇きは心経が関係しています。

施術の実際（図78）

①両足の4（肝帯）を温めた熱鍼で面状刺激してください。

②両足の3（心帯）を温めた熱鍼で面状刺激してください。

③両肘関節、とくに小指側を温めた熱鍼で点状あるいは線状刺激して温めてください。

④足の基本療法と手の基本療法（38～40ページ参照）を行ってください。

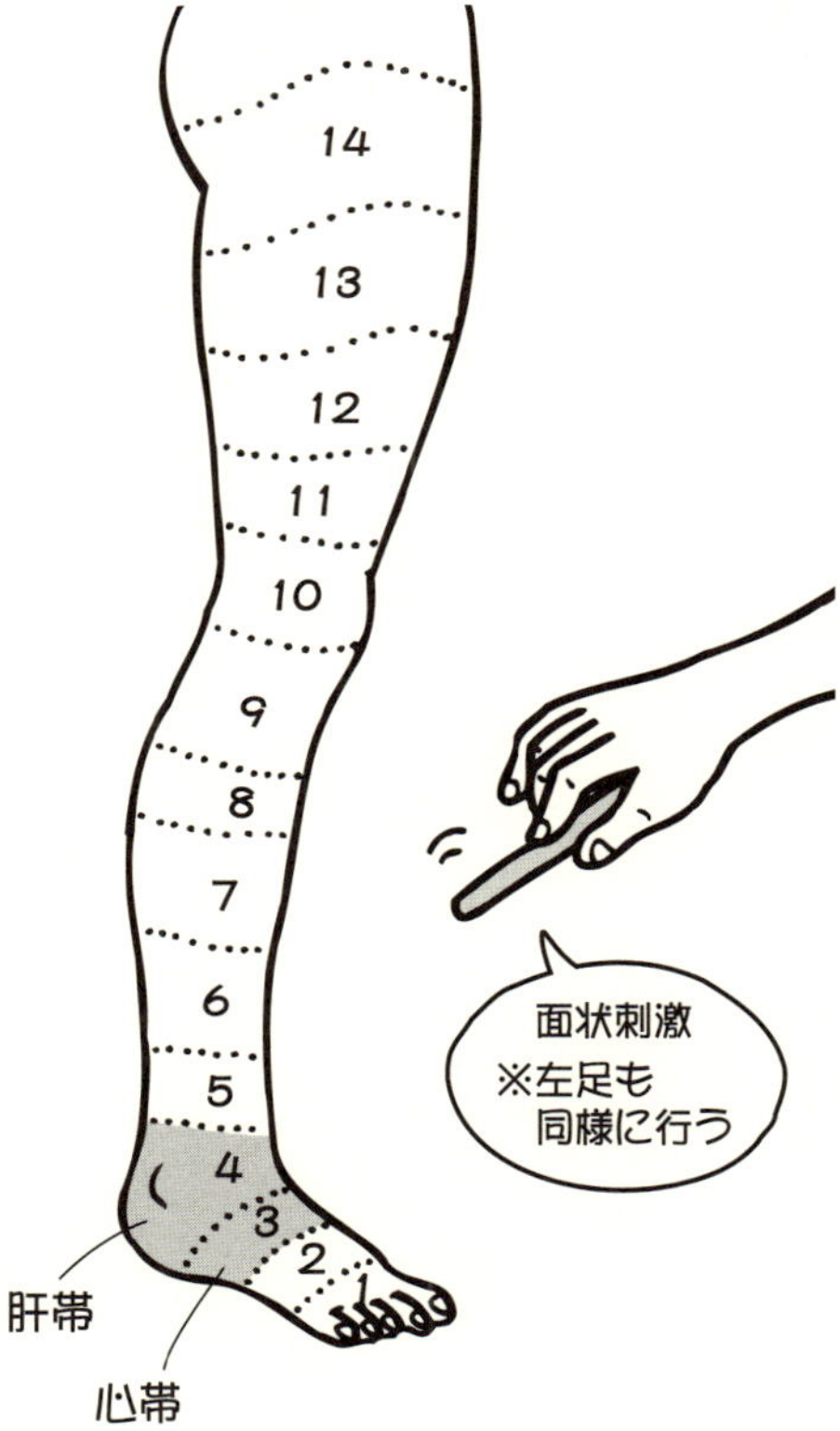

図78

夏バテ・熱中症

どんな症状

外気温が高いときに、からだの中の熱とともに引き起こされる症状です。炎天下で運動などをしてからだの中に熱をつくり、体温が異常に上昇して、さまざまな生理的体調不良を起こします。

主な症状は、のどの渇きがあり、水分をいくらとってものどの渇きが治まらない、手足がむくむ、からだがだるい、下肢がほてる、疲労感がある、頭がボーッとする、眠くなる、目の周りがもわっとする、動悸や息切れがするなどです。

ひどくなると頭痛や吐き気がして、胃腸の調子が悪くなり、食欲不振に陥り、けいれん、精神混濁、昏睡などを引き起こします。

とくに心臓疾患や高血圧、低血圧など循環器障害のある人、免疫系に疾患のある人は、症状が重くなりがちですので、注意してください。

熱中症の場合には急激に悪化し、生命を脅かすこともあります。熱中症とわかったら、すぐにクーリングし、救急車を呼ぶか、すみやかに受診してください。

施術にあたって

東洋医学的に見ますと、5月の立夏を過ぎたあたりから、多くの人の心経に変動が見られるようになります。また、日頃から左胸部（心臓の上部あたり）や後頭部（下垂体のあたり）に熱を持っているような人は熱中症予備軍と考えています。

　熱中症は真夏ばかりでなく、5月の前半、立夏を過ぎたあたりから梅雨期にかけて、からだが暑さになれない時期にも起こしやすいものです。とくに心経の気の流れが滞ると、熱の放射ができず、心臓に熱がこもり、それが他の臓器の機能低下を引き起こします。食欲不振、夏風邪様症状、疲労感、倦怠感、枯渇感、頭痛など、いわゆる夏バテといわれる体調不良です。

　施術は心経への刺激を中心に行います。

施術の実際（図79）

①両足の4（肝帯）に温めた熱鍼で面状刺激を行います。
②両足の3（心帯）に温めた熱鍼で面状刺激を行います。
③両肘、とくに小指側を温めた熱鍼で点状あるいは線状刺激を行って温めます。
④足の基本療法と手の基本療法（38〜40ページ参照）を加えると、さらにすっきりします。

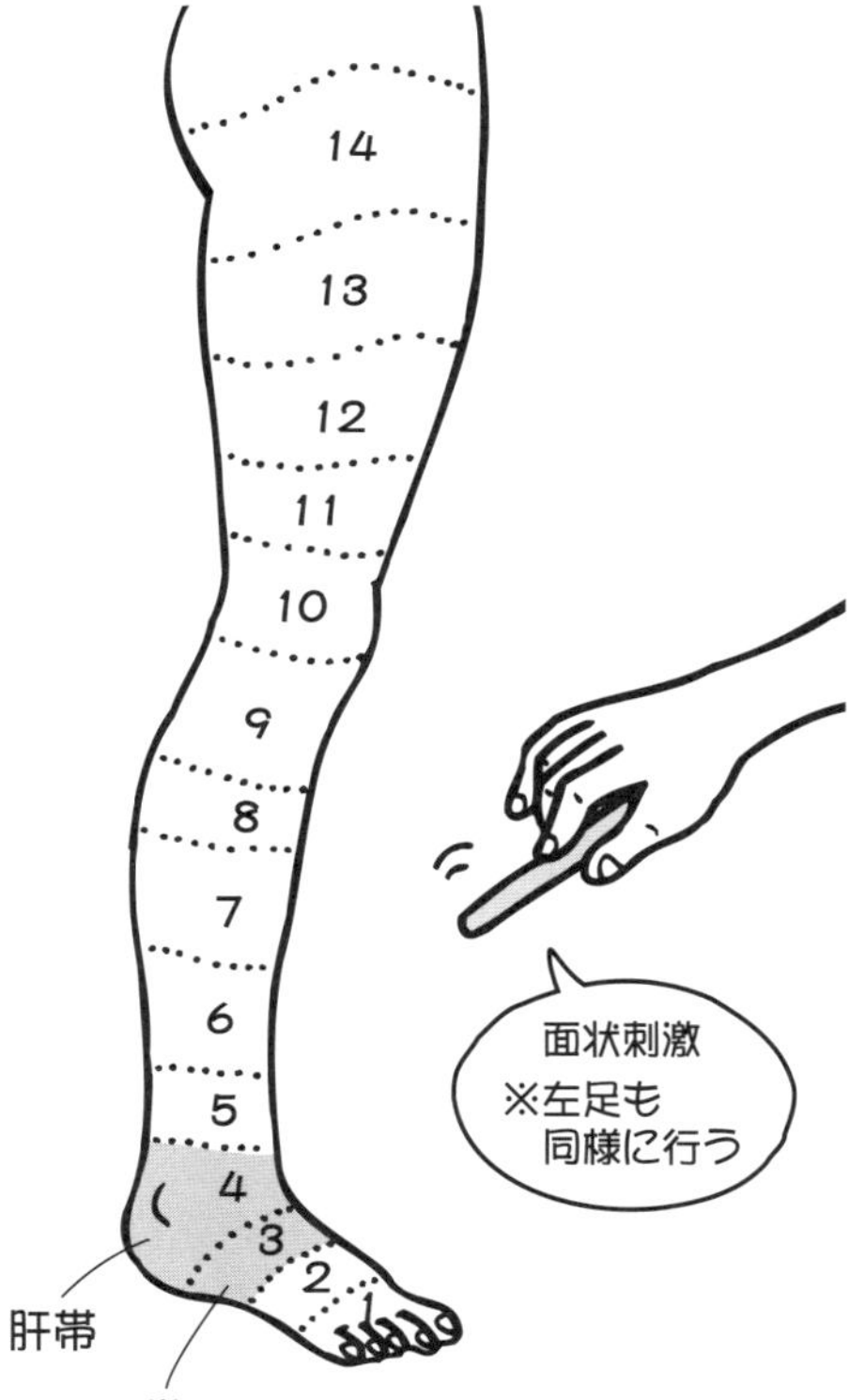

図79

小顔

どんな悩み

顔が大きいというコンプレックスを持っている人は案外多いものです。特に太っているわけでもないのに、顔だけがふっくらしている、二重あごや表情筋の衰えで年よりもふけて見えるなど悩みはさまざまですが、からだに対して顔が大きいと、バランスが悪く感じられるものです。

エラが張っている場合は骨格に問題があります。顔がむくみやすく、そのために顔が大きく見える場合もあります。

また、顔に脂肪がついて大きく見えるケースもあります。

寝不足の際などは、朝起きたときに顔全体やまぶたが腫れぼったく感じることがあります。お酒を飲み過ぎてしまった翌朝に顔がむくむことなどはだれでも経験したことがあるでしょう。

顔のむくみはそれを取るだけで、小顔に近づけることができます。むくみを取るには、血液やリンパの流れをよくして、余分な水分を排泄しなければなりません。マッサージなどでリンパ液の流れをよくしたり、よく笑う、よくしゃべることなどで表情筋を活発に動かすと、筋肉のゆるみが取れて、顔が引き締まって見えます。

顔のマッサージは顔の脂肪太りにも有効です。顔の筋肉をマッサージで動かしてあげることにより、血流がよくなり、皮膚の新陳代謝が活発になります。余分な脂肪を蓄積させないことにもなります。

寝不足やお酒の飲み過ぎはすぐに顔に出るものです。まずは規則正しい生活を送り、ストレス解消を上手にしましょう。

食事に気をつけることも大切です。バナナ、ニンジン、ホウレンソウなどカリウムの多い食品を積極的にとって、利尿を促進させましょう。

施術にあたって

顔の筋肉への熱鍼療法はマッサージ効果を高めるのに役立ちます。むくみを取り去って、小顔になりたい人は、毎日、熱鍼療法を行ってください。

施術の実際（図80、81）

①目の周りの眼輪筋の周りを温めた熱鍼で点状刺激します。

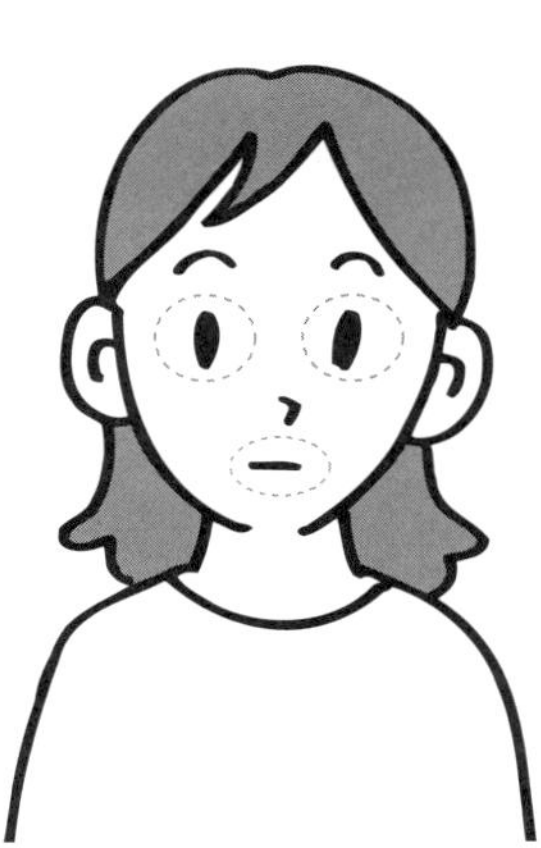

目の周りと口の周りに
点状刺激をする

図80

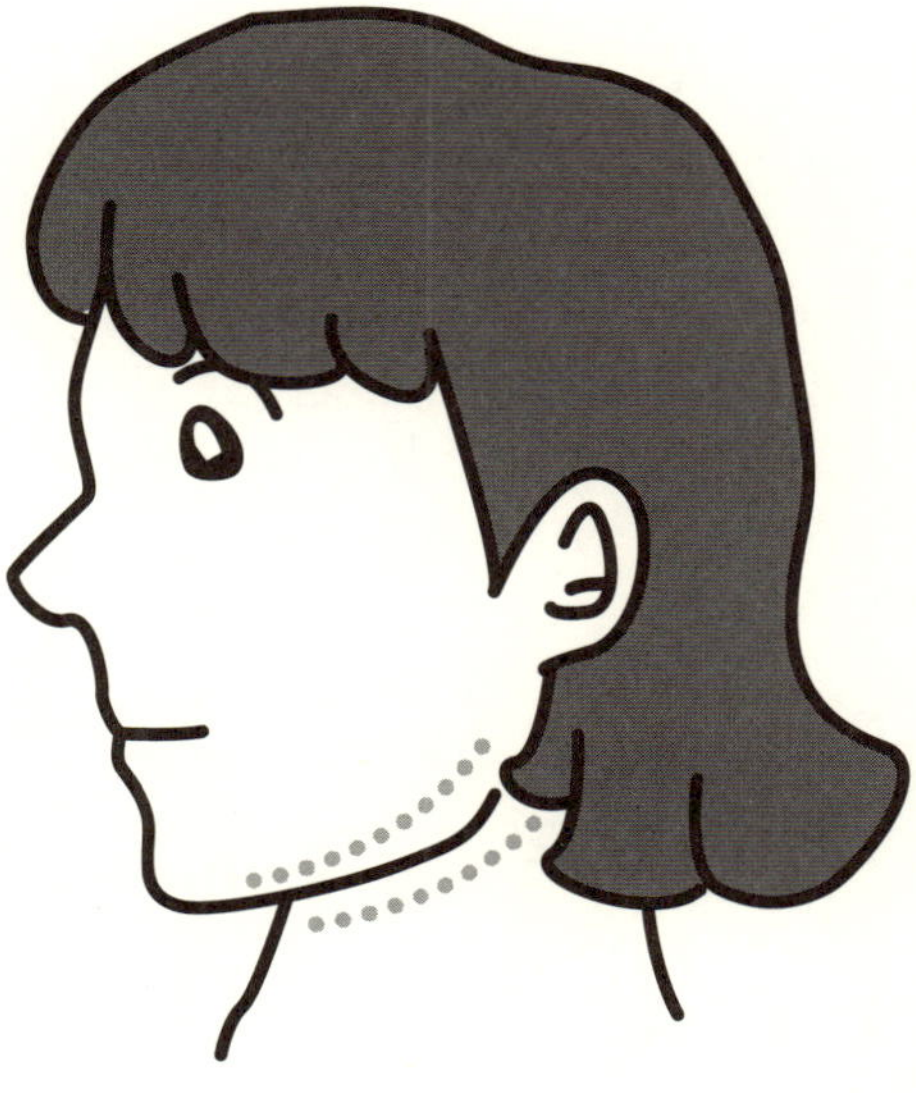

図81

②次に口の周りの口輪筋の周りを温めた熱鍼で点状刺激します。
③顎骨の顎窩の骨際に温めた熱鍼で点状刺激します。
④顎骨に沿って温めた熱鍼で点状刺激します。

ウエストを引き締める

どんな悩み

ウエストが細いと全身が引き締まって見えます。そのためウエストを細くしたいというのは全女性の願いになっているようです。しかし、お腹には贅肉がつきやすく、なかなか落ちません。ダイエットをして、ほかのところはやせたのに、ウエストはやせないということもよくあります。

基本的には腹筋を鍛え、便秘を解消させることが大事です。

便秘をしていると、腸内に老廃物がたまり、新陳代謝も悪くなり、からだが冷えます。すると、臓器は冷やされたらたまらないと、臓器の周りに脂肪を蓄積させ、ウエストにも脂肪がたまります。

便秘解消には、野菜、海藻類など食物繊維の多い食品を積極的にとりましょう。

腹筋を鍛えるには有酸素運動がお勧めです。有酸素運動とはおだやかな運動のことで、１日30分以上のウォーキングなどを行っていれば大丈夫です。

軽い運動は余分な体脂肪を燃焼させます。体脂肪の燃焼は運動を始めて20分くらいたったころにやっと始まります。そのため30分以上1時間くらいの軽い運動が望ましいのです。激しい無酸素運動は脂肪を燃焼させません。軽い運動をするときも、水分補給は忘れないようにしたいものです。

食べ物も脂肪を燃焼させやすいものを積極的にとりましょう。それはビタミンB1やB2を含むものです。ビタミンB1やB2は糖の代謝を促進させて、エネルギーをつくり出しています。ビタミンB1を多く含む食品はレバー、豆類、玄米、ウナギなど、B2を多く含む食品はレバー、タマゴ、ウナギなどです。

またカロリー消費には筋肉も大切で、肉類、魚類などさまざまな良質たんぱく質をとることも大切です。ただし、脂肪分の少ない赤身や鶏肉のささみなどをとりましょう。

施術にあたって

腹部の脂肪の燃焼を活発にするために、熱鍼療法はとても効果があります。毎日、行っていると、引き締まったウエストになります。

施術の実際（図82）

①腸骨の際と肋骨の際に図のように点状刺激を行ってください。
②図のように斜の経絡に沿って線状刺激を行ってください。

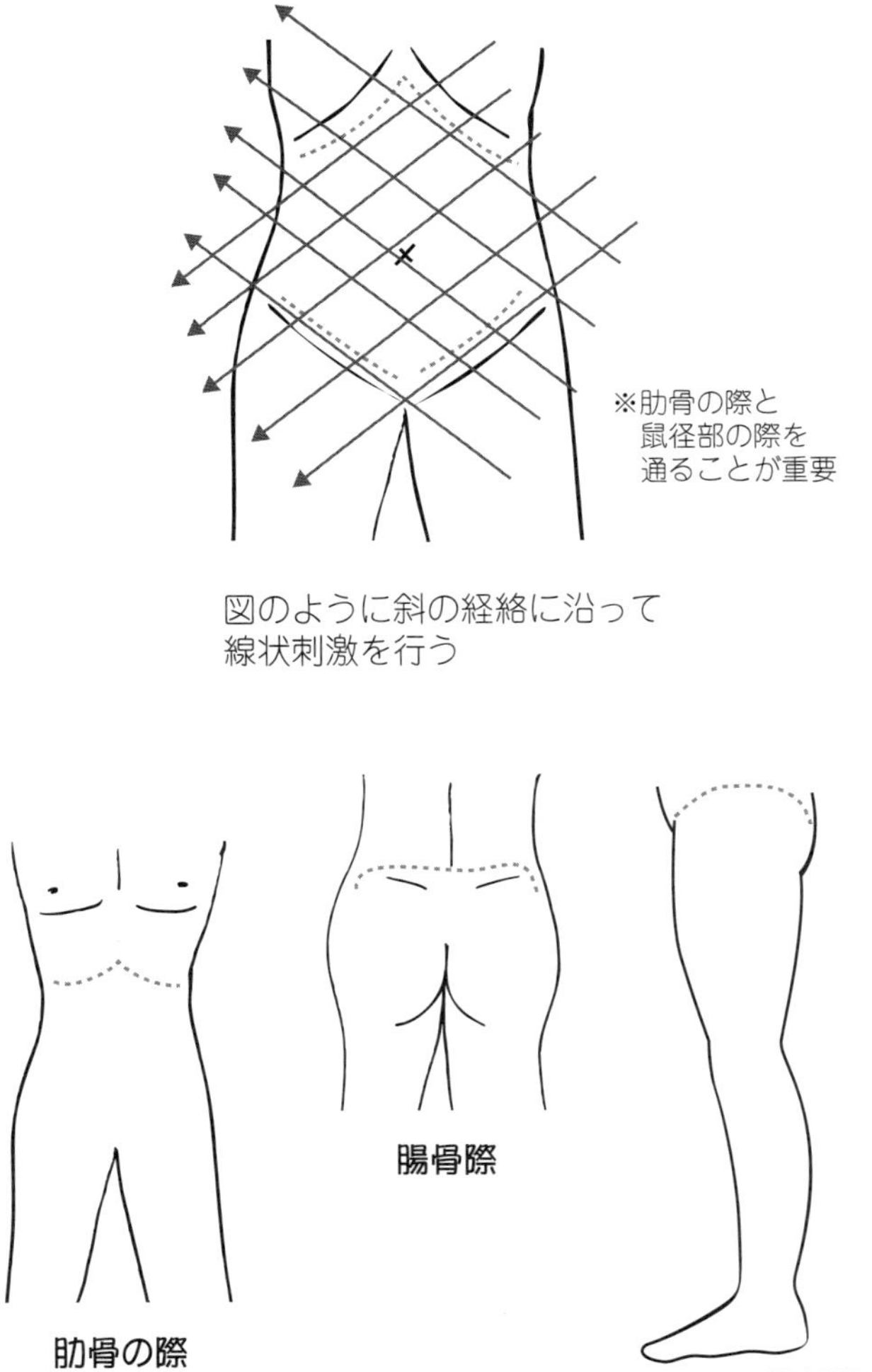
※肋骨の際と
鼠径部の際を
通ることが重要
図のように斜の経絡に沿って
線状刺激を行う
腸骨際
肋骨の際
横からみた腸骨際

図82

二の腕を引き締める

どんな悩み

二の腕のブヨブヨが気になって、夏になってもノースリーブが着られない、Tシャツを着ると、ほかのところはふつうなのに腕のところだけパンパンになって困るとか、一番ダイエットしたいところは二の腕という話はよく聞きます。二の腕が太いと、全身が太って見えたり、たるみは年齢を感じさせるため、なるべく早く解消させましょう。

本来は筋肉の多い二の腕は太りにくい部位なのですが、いったん脂肪がつくとやせにくい部位でもあります。

二の腕には上腕二頭筋、上腕三頭筋という大きな筋肉があり、常にこの筋肉を鍛えているスポーツ選手は細くなりづらいものです。一般には、筋肉の多い人より、ブヨブヨした脂肪分の多い人のほうが細くなる可能性は高いといえます。

二の腕を細くするのがむずかしいのは、筋肉を鍛えることと、皮下脂肪を減らすことのバランスがとりにくいからです。筋肉を鍛え過ぎれば筋肉が増えて腕は硬く太くなり、使わなければ今度は皮下脂肪が増えてブヨブヨ太くなります。

二の腕がブヨブヨするのは皮膚が脂肪でたるむためです。ふだん筋肉を使っていないために、脂肪細胞の代謝が衰えると、ブヨブヨしてきます。

皮下脂肪を減らすためには、食事で脂肪分の摂取を控えることと、適度な運動が基本です。運動は腕のダンベル体操や腕立て伏せなどがお勧めですが、このとき1回に長時間行うのではなく、毎日、短時間でも続けることが大切です。

二の腕の筋肉はふだん使われることが少ないので、少しの筋肉トレーニングでも効果を出すことができます。

また、筋肉を丈夫にする鶏ささみ、牛や豚のモモ肉、ヒレ肉、レバーなど良質たんぱく質の摂取も怠らないようにしましょう。

施術にあたって

二の腕のたるみの解消のためには、ある程度筋肉を鍛えることが望ましく、それにはマッサージや熱鹹療法がとても効果的です。脂肪を燃焼しやすくさせることができます。

施術の実際

①手の基本療法（39ページ参照）を行ってください。

美脚

どんな悩み

美脚とは腰、大腿部から足先までのプロポーションラインの骨格や肉のつき方が美しいことです。筋肉や皮下脂肪の少ない細い足、引き締まった足首、ラインは直線的などの条件をみたしたものが美脚とされます。

美脚になるためには足に余分な筋肉、脂肪をつけないことが大切です。さらにむくみも美脚には大敵です。足は地球の引力のせいで、むくみやすいところなので、気をつけなければなりません。

まずは姿勢を正して、筋肉のかたよりをなくしましょう。

からだのバランスが悪いと筋肉は使われるものと使われないものに分かれ、使われ過ぎたものは疲労し、使われなかったものはたるんで、どちらの場合もリンパ液の流れを滞らせます。

立っているときに片方だけに重心をかけない、座るとき足を組まない、横座りをしないなど、からだを歪めないようにしましょう。

足の締め付けをやめることも大事です。とくにガードルなどで足の付け根を締め付けると、足の付け根のリンパの流れを阻害します。足の付け根にはリンパ液が流れ込むリンパ節がありますが、ここを締め付けると、リンパの流れが悪くなって、足をむくませる原因となります。

腹部にもリンパ節があり、この部分を締め付けるガードル、ウエストがきついスカートなどもリンパの流れを阻害します。ひざの周りにもリンパ節があるので、ハイソックスも要注意です。

運動不足は筋肉を衰えさせます。筋肉が弱いと、リンパ液を戻す力も弱くなり、むくみの原因になります。1日に1時間は歩く、エレベーターは使わずに階段を上る、電車やバスでは座らないなど毎日、少しの努力で運動不足を解消させましょう。

施術にあたって

足の代謝を活発にするために熱鍼療法は大変役立ちます。美脚になりたい人は毎日、適度な運動に加えて、熱鍼療法を行ってください。

施術の実際

①足の基本熱鍼療法（38ページ参照）を行ってください。

おわりに

私は、自分の病気のおかげで、医学に出会うことができました。さらに多くの人に出会い東洋医学を知り、物事の深い心理・真理を知ることができました。今では病気がなければ、何も気づかない人生だったかもしれないと思うほど病気に感謝する次第です。

病気は撃退するものでもなく、戦うものでもないようです。病気は自分の中から出ているものです。

すなわち、撃退したり戦ったりということは、結局自分自身と戦うということになるのです。自分と戦うのはつらいことです。

身体はいろいろなことを教えてくれます。病気や事故は偶然に起こるのではなく、必然であるかのように思えるぐらいです。もしかしたら必然かもしれません。病気は急になるわけではありません。必ず身体に反応や前兆が出ています。身体とよく対話することが大切なのではないでしょうか。

身体は、道具と同じです。道具は大事に使えば長持ちします。熱鍼は身体のそうじ道具だと思ってください。経絡の流れをよくすることは物質体の汚れを浄化することにつながります。意外と身体を使いっぱなしの人が多いようです。毎日ほんの少しでいいから熱鍼で自己ケアをし、身体との対話を試みてはいかがでしょうか。

最後にこの本の出版にあたり、ご協力をいただいた株式会社チュウオーの今里社長並びに出版編集に時間を費やしていただいた谷口書店の谷口社長に厚く御礼申し上げます。

[著者略歴]

横山 卓（よこやま・たく）

1961年生まれ。北里大学衛生学部卒業後臨床検査技師を経る。イトオテルミー学院卒業、日本鍼灸理療専門学校卒業後イトオテルミー学院講師を歴任、東京入江ＦＴ設立及び講師を歴任、カナダにおいて指圧リサーチインターナショナルサマーキャンプにて経絡指圧、鍼灸の経絡治療の講師を務める。その後光輝東洋医学研究所（現在のCurable 東洋医学研究所）を設立し独自の研究を重ね横山式熱鍼療法を確立する。誰でもできる経絡の認識法、診断法、治療法を考案し、現在順鳳堂鍼灸院及び日本ネッシン協会の運営を行い、熱鍼をとおして東洋医学の指導を行っている。

日本ネッシン協会（JAPAN HOT STICK THERAPY PROJECT）
住 所 〒251－0875 神奈川県藤沢市本藤沢３丁目13－8
電 話 0466－86－5001
FAX 0466－86－5002
東京・神奈川・大阪・福岡にて講習会を定期的に開催中。
詳しくはホームページに掲載。
ホームページアドレス http://www.nessin.net

熱鍼療法入門

2014年12月12日 第１刷発行
2019年10月15日 第３刷発行

著 者 横山 卓
発行者 谷口 直良
発行所 ㈱たにぐち書店
〒171－0014 東京都豊島区池袋2－68－10
TEL. 03－3980－5536 FAX. 03－3590－3630
http://www.たにぐち書店.com